康复治疗师临床工作指南

——贴扎治疗技术

主　编　黄俊民　陈文华

副主编　高　强　王　刚　卞　荣

主　审　励建安

顾　问　何成奇　燕铁斌　王人卫　王　琳
　　　　郭红生　王国祥　蔡永裕　马　明

人民卫生出版社

图书在版编目（CIP）数据

康复治疗师临床工作指南. 贴扎治疗技术/黄俊民，
陈文华主编. —北京：人民卫生出版社，2019

ISBN 978-7-117-29009-8

Ⅰ. ①康… Ⅱ. ①黄…②陈… Ⅲ. ①康复医学
Ⅳ. ①R49

中国版本图书馆 CIP 数据核字（2019）第 216527 号

| 人卫智网 | www.ipmph.com | 医学教育、学术、考试、健康，购书智慧智能综合服务平台 |
| 人卫官网 | www.pmph.com | 人卫官方资讯发布平台 |

康复治疗师临床工作指南——贴扎治疗技术

主　　编：黄俊民　　陈文华
出版发行：人民卫生出版社（中继线 010-59780011）
地　　址：北京市朝阳区潘家园南里 19 号
邮　　编：100021
E - mail：pmph @ pmph. com
购书热线：010-59787592　010-59787584　010-65264830
印　　刷：三河市宏达印刷有限公司（胜利）
经　　销：新华书店
开　　本：787×1092　1/16　印张：14
字　　数：349 千字
版　　次：2019 年 10 月第 1 版　2022 年 12 月第 1 版第 3 次印刷
标准书号：ISBN 978-7-117-29009-8
定　　价：120.00 元

打击盗版举报电话：010-59787491　E-mail：WQ @ pmph.com
（凡属印装质量问题请与本社市场营销中心联系退换）

编者（以姓氏笔画为序）

马燕红（上海市第六人民医院）

王　刚（华中科技大学同济医学院附属协和医院）

王　磊（中国医科大学附属盛京医院）

卞　荣（南京医科大学第一附属医院）

乔　蕾（上海市徐汇区中心医院）

刘　琦（成都中医药大学养生康复学院）

刘　群（镇江市中西医结合医院）

刘合建（上海杉达学院国际医学技术学院）

汤炳煌（厦门弘爱康复医院）

祁　奇（上海市养志康复医院）

李天骄（福建省康复医院）

吴　伟（中山大学孙逸仙纪念医院）

吴　华（嘉兴学院附属第二医院）

何　雯（上海市第四康复医院）

余　波（上海交通大学附属第一人民医院）

余俊武（宁波卫生职业技术学院）

沈　莉（复旦大学附属华山医院）

沈　敏（上海市残疾人康复职业培训中心）

张少华（河南省人民医院）

张晓颖（首都医科大学附属北京康复医院）

陈文华（上海交通大学附属第一人民医院）

罗　斌（北海市人民医院）

郄淑燕（首都医科大学附属北京康复医院）

周文强（泉州市中医院）

胡　翔（武汉轻工大学医学技术与护理学院）

姜俊良（四川大学华西医院）

徐　艳（浙江大学湖州医院）

高　强（四川大学华西医院）

高海军（浙江大学绍兴医院）

黄俊民（首都医科大学附属北京康复医院）

鲍　捷（苏州大学体育学院）

瞿　强（上海杉达学院国际医学技术学院）

视频编者

纪任欣（上海杉达学院国际医学技术学院）

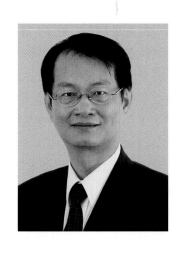

　　黄俊民，硕士，毕业于中国台湾阳明大学物理治疗研究所。首都医科大学附属北京康复医院康复技术特聘教授、肌骨康复中心特聘专家，河北省人民医院客座教授，温州医科大学中美针灸康复研究所特聘专家。2015年取得欧洲莱索集团（Physol Group）贴扎国际讲师认证。现任中国康复医学会康复机构管理专业委员会常务委员，中国康复医疗机构联盟专家委员会委员、康复治疗专业委员会副主任委员、肌骨康复专业委员会常务委员，浙江省康复医学会康复治疗技能竞赛裁判、技能评审委员，华人肌骨物理治疗协会理事长，中国台湾物理治疗学会理事，前中国台湾物理治疗师公会全联会常务理事及群组任务召委。

　　从事康复治疗20多年，擅长肌骨系统疾病的康复综合治疗，对于脊柱与肩、膝关节的临床策略分析与治疗计划制订，并采取物理治疗评定、操整术、松动术、软组织手法、运动治疗等操作技术有其专业、独到的判断与临床经验；2016年取得医疗性贴扎（MTC）认证课程国际讲师资格，近几年在相关学术研讨会与临床培训课程，运用贴扎融入整体康复治疗手法操作技术中，不仅提供治疗新思维，也在临床效应上取得了不错的口碑。担任人民卫生出版社《康复治疗师临床工作指南》丛书编委会委员。主编康复医学教材1部，副主编及参编康复医学专著2部，主译及副主译康复治疗专著3部。

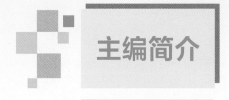
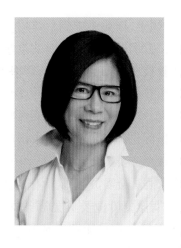

陈文华,教授、主任医师、博士生导师。上海交通大学附属第一人民医院(上海市第一人民医院)康复医学科学科带头人、上海杉达学院国际医学技术学院康复治疗学系系主任;中国康复医学会康复治疗专业委员会主任委员、中国康复医学会康复医学教育专业委员会副主任委员、中国非公立医疗机构协会康复医学专业委员会副主任委员、上海市医学会物理医学与康复学专科分会委员会主任委员、上海市专科医师规范化培训康复专家组组长。近几年带领科室连续三度通过康复医学专科国际最高标准认证——国际康复质量认证委员会(CARF)国际认证,并率先在全国开展及推广软组织贴扎技术及肉毒毒素注射等技术。

副主编简介

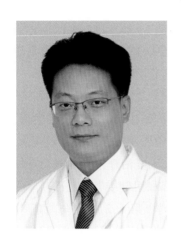

　　高强,副教授、副主任治疗师、硕士生导师。四川大学华西临床医学院康复医学与理疗学博士、香港理工大学康复工程学博士,四川大学华西医院康复医学中心治疗师长。四川省康复医学会康复治疗专业委员会主任委员,四川省康复治疗师协会秘书长,中国康复医学会物理治疗专业委员会常务委员。

　　担任四川大学华西临床医学院"成人神经疾病的物理治疗""临床医学与神经病学"等课程负责人。主编康复医学教材 2 部,副主编及参编康复医学专著十余部。主持国家自然科学基金 1 项,主持省科技厅课题 1 项,参与国家级及省级课题 8 项。发表学术论文 40 余篇,其中 SCI 收录论文 10 余篇,主要研究领域:神经康复。

副主编简介

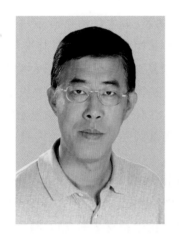

王刚,教授、主任医师、硕士生导师。华中科技大学同济医学院附属协和医院康复医学科主任。从事医教研工作 30 余年,是我国第一批从事现代康复医学的康复医师。主编教材和专著 23 部,参编专著 11 部。其中,参编了原卫生部组织编写的国内第一部《中国康复医学诊疗规范》,主编了首部高等医学院校康复治疗学专业教材《临床作业疗法学》、原卫生部和卫健委"十二五""十三五"规划教材《社区康复学》第 1、2 版和全国高等学校康复医学培训教材《神经康复学治疗方法》第 1 版。

曾任:中国残疾人体育协会医学委员会主任委员;全国社区康复技术指导小组成员;《中华物理医学与康复杂志》和《中国康复理论与实践》编委;2014 年,获"首届全国中医药科技推广工作先进个人"荣誉称号。

副主编简介

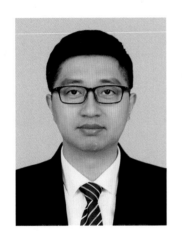

卞荣,博士、副主任物理治疗师。中国神经康复平台发起人,中国医师协会整合医学分会治疗专业委员会常务委员,江苏省骨内科专家委员会常务委员。发表核心期刊论文 8 篇;主编、参编康复专著 9 本;取得 4 项国家专利;2008 年因抗震救灾获得原卫生部通报表彰。

留学美国学习物理治疗博士(DPT)项目(美国戴顿);Bobath 高级认证(日本北海道、大阪);肌内效贴布认证(中国台北);肌内效贴布贴扎(KT)认证(南京);意大利筋膜手法(FM)认证(南京)。

从事神经系统与骨关节疾病的康复评定和治疗;擅长痉挛、疼痛、姿势、步态,以及运动控制等功能障碍的康复。

出版说明

2016 年 10 月发布的《"健康中国 2030"规划纲要》将"强化早诊断、早治疗、早康复"作为实现全面健康的路径,在康复相关领域提出了"加强康复医疗机构建设、健全治疗—康复—长期护理服务链"等一系列举措。

康复医疗水平的提升离不开高素质的康复团队,其中,康复治疗师在整个康复环节起着十分关键的作用,而我国康复治疗的专业化教育起步晚,从业人员普遍年轻、缺少经验,水平参差不齐。为了规范、提升康复治疗师的临床工作水平,进而助推康复医疗学科发展,人民卫生出版社与中国康复医学会康复治疗专业委员会及康复专科医院联盟的主要专家一起,在全面调研、深入论证的基础上,组织国内顶尖的康复治疗师、康复医师编写了这套康复治疗师临床工作指南。

该套丛书包括 16 个分册,在编写委员会的统一部署下,由相关领域的 300 多位国内权威康复治疗师与康复医师执笔完成,为了进一步保障内容的权威性,在编写过程中还特邀了一大批业界资深专家担任主审及顾问。

该套丛书强调理论与实践相结合,注重吸纳最新的康复实用技术,突出实践操作以解决临床实际问题。具体编写过程中以临床工作为核心,对操作要点、临床常见问题、治疗注意事项进行重点讲述,特别是对治疗中容易发生的错误进行了详细的阐述,同时通过案例分析,给出相应科学的、安全的治疗方案,以促进康复治疗师对康复治疗技术有更好的认识和临床运用的能力。

本套丛书有助于满足康复治疗师、康复医师的需求,对康复相关从业人员也有重要的指导意义。

康复治疗师临床工作指南编委会

主任委员

燕铁斌　席家宁

委　员（以姓氏笔画为序）

万　勤	万桂芳	卫冬洁	王于领	公维军	朱　毅	朱利月	刘巧云
刘晓丹	刘惠林	米立新	闫彦宁	江钟立	肖　农	沈　滢	张庆苏
张志强	陈文华	武继祥	赵正全	胡昔权	姜志梅	贾　杰	候　梅
徐　文	徐开寿	高晓平	席艳玲	黄　杰	黄昭鸣	黄俊民	梁　崎

编委会秘书

吴　伟　郄淑燕

特邀审稿专家及顾问（以姓氏笔画为序）

丁绍青	丁荣晶	于　萍	万　萍	马　明	马丙祥	王　刚	王　彤
王　琳	王　磊	王人卫	王乐民	王宁华	王丽萍	王伯忠	王国祥
王惠芳	卞卫国	亢世勇	方　新	叶红华	丘卫红	冯　珍	冯晓东
朱　庆	朱登纳	任爱华	华桂茹	刘　浩	刘　慧	闫　燕	闫彦宁
关雄熹	许光旭	孙启良	孙喜斌	麦坚凝	严　静	杜　青	杜晓新
李　奎	李奎成	李胜利	李晓捷	杨亚丽	励建安	吴　毅	吴卫红
何成奇	何兆邦	沈玉芹	宋为群	宋宗帅	张　通	张　婧	张　锐
张长杰	张玉梅	张晓玉	陆　晓	陈　翔	陈丽霞	陈卓铭	陈艳妮
陈福建	林　坚	林国徽	欧阳财金	岳寿伟	周　涛	周士枋	周贤丽
周惠嫦	郑宏良	单春雷	赵　澍	赵振彪	郝会芳	胡大一	胡继红
姜志梅	敖丽娟	贾　杰	贾子善	顾　新	徐　静	徐洁洁	高　颖
郭　兰	郭凤宜	郭红生	郭险峰	唐久来	黄昭鸣	黄晓琳	黄锦文
常冬梅	梁　兵	梁兆麟	韩在柱	韩丽艳	韩德民	喻传兵	喻洪流
谢　青	谢欲晓	窦祖林	褚立希	蔡永裕	燕铁斌	魏　全	魏国荣

康复治疗师临床工作指南目录

1	运动治疗技术	主　编	黄　杰　公维军
		副主编	南海鸥　杨　霖　张志杰　常有军
2	手法治疗技术	主　编	王于领　高晓平
		副主编	万　里　叶祥明　马全胜
3	物理因子治疗技术	主　编	沈　滢　张志强
		副主编	刘朝晖　谭同才　张伟明
4	贴扎治疗技术	主　编	黄俊民　陈文华
		副主编	高　强　王　刚　卞　荣
5	矫形器与假肢治疗技术	主　编	赵正全　武继祥
		副主编	何建华　刘夕东
6	作业治疗技术	主　编	闫彦宁　贾　杰
		副主编	陈作兵　李奎成　尹　昱
7	神经疾患康复治疗技术	主　编	刘惠林　胡昔权
		副主编	朱玉连　姜永梅　陈慧娟
8	肌骨疾患康复治疗技术	主　编	朱　毅　米立新
		副主编	马　超　胡文清
9	心肺疾患康复治疗技术	主　编	朱利月　梁　崎
		副主编	王　俊　王　翔
10	构音障碍康复治疗技术	主　编	席艳玲　黄昭鸣
		副主编	尹　恒　万　萍
11	嗓音障碍康复治疗技术	主　编	万　勤　徐　文
12	吞咽障碍康复治疗技术	主　编	万桂芳　张庆苏
		副主编	张　健　杨海芳　周惠嫦
13	儿童疾患物理治疗技术	主　编	徐开寿　肖　农
		副主编	黄　真　范艳萍　林秋兰
14	儿童语言康复治疗技术	主　编	刘巧云　候　梅
		副主编	王丽燕　马冬梅
15	儿童发育障碍作业治疗技术	主　编	刘晓丹　姜志梅
		副主编	曹建国　许梦雅
16	失语症康复治疗技术	主　编	卫冬洁　江钟立
		副主编	董继革　常静玲

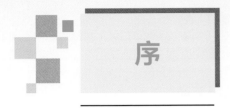

序

10年前，我在接触肌内效贴技术之初即被其简、便、效、廉，且应用宽泛、实施安全的特点所吸引，而喜欢这项技术最主要的原因是：其实施过程能锻炼和考量使用者的临床思维。它就像一首歌——不同的人可以用不同的方式去表达，无论你唱得怎么样都无伤大雅；但你若禀赋超群又独具匠心，那么就能出神入化。而这个"禀赋"与"匠心"，便是我们的专业素养与临床思维。从这点来讲，要学好这一技术，"功夫在诗外"。

我们常常对初学者说："怎样做治疗就怎样做贴扎，把治疗师的手带回家"。该项技术的实施与操作，因蕴含着治疗者个性化、多元化的治疗思维而彰显无穷魅力。正因为如此，我们欣喜地看到，近些年来众多专业人士正积极致力于贴扎治疗技术的应用与研究，推动了这项技术在中国的发展，使之深受医疗和运动界喜爱。

本书为《康复治疗师临床工作指南》丛书分册之一，力图为广大康复治疗师展现这一炙手可热的康复治疗技术的核心概貌，并借此助力贴扎治疗技术的进一步推广和规范。本书从临床应用出发，将肌内效贴、治疗性贴、运动白贴三者进行综合介绍，在理论体系上更趋完整，为临床应用提供了更多的参考、借鉴。

近几年，这一技术因其入门容易、应用广泛而呈"草根性"发展，各种声音很多，更需要我们在实际应用中多观察、多甄别。临床医学中的理论总是滞后于实践，有时有统计学意义的未必有生物学和功能学意义，反之亦然！在此引用："纸上得来终觉浅，绝知此事要躬行"——与读者共勉。

此为序。

陈文华

2019 年 8 月

前　言

2009 年由陈文华教授引入肌内效贴的临床运用后，近几年来，肌内效贴在康复医学的运用范围日趋广泛，贴扎治疗技术早已不再局限于肌骨或运动康复方面领域，而令人振奋的是，国内外许多研究报道不断发现贴扎在康复治疗上所呈现的疗效，这对推进贴扎治疗技术在"临床上的运用期望能大幅度降低治疗费用、造福患者"的目标更进了一步。现阶段相关书籍众多，但很少着重于贴扎治疗技术的可操作性及临床实用性，且对提升康复治疗师的临床工作水平缺乏权威性的指导，使得贴扎治疗专业化、技术现代化尚未落实。

本书编写是以系统化的理论与实践相结合的形式为主，吸纳最新的贴扎实用技术，注重实践操作以解决实际问题。全书共分四章，第一章导论，介绍了贴扎治疗技术发展历史与贴扎种类；第二章肌内效贴，阐述贴扎作用机制与临床应用的研究进展，介绍肌内效贴的基本认识与常用的贴扎技术，并进一步叙述了临床常见肌骨疾患、神经疾患、儿童疾患与肿瘤术后淋巴水肿等症状的贴扎运用；第三章治疗性贴，介绍了治疗性贴的作用原理、基本技巧与临床应用；第四章运动白贴，介绍了运动白贴的作用原理、基本技巧与临床应用。

各章节的编写是以临床工作为核心，对操作要点、临床常见问题、贴扎注意事项进行了重点讲述，并说明如何与其他康复治疗相互搭配，同时，分析了常见的案例运用，给出相应正确的、科学的、安全的治疗方案，以促使康复治疗师对贴扎治疗技术有更好的认识并提升临床运用能力。另外，在康复治疗师的工作中，首重实际操作能力，而操作技巧通过图示和视频能够显示得更为直观，这也是本书的另一大特色，书中共收录 350 多幅图片、270 个贴扎操作视频，充分发挥网络平台的载体作用，让学习更加唾手可得。

本书的出版是对所有参与编写者卓越工作的最大肯定，特别感谢陈文华教授及所有编者的协助，在此表示诚挚的谢意；同时由于个人能力与时间所限，本书难免有所疏漏，敬请读者不吝指教。希望此书能对中国康复治疗师在贴扎技术专业上的提升起到一定的促进作用,能缩短广大康复治疗师与读者们的学习曲线,让专业技能的普及与培训不再受到空间与时间上的阻碍,让此书成为临床实务工作中不可缺少的工具书。

黄俊民

2019 年 8 月

目 录

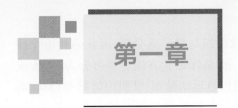

第一章

导　　论

第一节　贴扎治疗技术发展历史

广义的贴扎治疗技术，泛指贴布粘贴在人体皮肤上所产生相对应的正向生理效应；贴布的类型多样，可追溯至中国传统的中医贴膏以及古埃及木乃伊所使用的绷带原型，到时下运动康复流行的肌内效贴等。

近年来，贴扎的运用已由运动领域扩展到运动医学与康复医疗各专业领域，贴扎的疗效包括固定关节、改变并控制关节姿势、抑制肌肉活动、减轻疼痛、增强运动神经元兴奋性、增进本体感觉和增大关节力矩等。也有报道提到贴扎具有一些潜在益处，如强化肌肉施力、改善感觉运动控制、皮肤刺激、痛觉调控和促进或抑制肌肉活动能力。虽然至今这些假说尚未被证实，但贴扎已广泛应用于临床、康复、骨科领域及运动员身上。

就贴扎的角色而言，由于贴扎具有下列特性，因此在康复治疗过程中被运用来保护受伤组织：

1. 固定敷料。

2. 压迫新伤口，减缓出血与肿胀。

3. 协助韧带、肌腱、肌肉避免再次受伤。

4. 限制关节动作。

5. 减免受伤组织的压迫以达到最佳复原愈合。

6. 在运动、肌力训练与本体感觉训练中，保护与协助受伤组织处在功能性位置。

需知道，贴扎不是代替治疗，它是全面康复治疗中的一部分。贴扎治疗技术是指将各种类型贴布、绷带等贴于体表产生生物力学及生理学效应，以达到保护肌肉骨骼系统、促进运动功能或达到其他特定治疗目的的非侵入性治疗技术。目前较多用于肌骨康复、运动损伤的防护与治疗，并广泛延伸到神经康复、儿童康复、内科康复及美容等领域。

第二节　贴扎种类介绍

由于贴布贴在体表皮肤,其效应辐射到皮下相关软组织与神经感受器,因此贴扎治疗技术也被称为软组织贴扎。若按照贴布材质的弹性来区分,临床贴扎方法主要可分为:①传统运动白贴布(white athlete tape):为无弹性、较强黏性的白色运动贴布;②肌内效贴布(kinesio tape):弹性贴布,弹力 140%~160%,普通黏性贴布;③配合特殊治疗技术的专项贴扎方法,简称治疗性贴布(therapeutic tape):无明显或极小弹性,强黏性,如麦康奈尔贴布(McConnell tape)等;④其他贴布:如具有一定弹性及强黏性或中度黏性的重型、轻型弹性贴布。

为方便给读者介绍临床操作中常用的贴扎技术,我们以贴布材质的弹性大致上区分为肌内效贴布、治疗性贴布与运动白贴布三种,简单说明如表 1-1 所示。

表 1-1　各类贴布材质的比较

贴布	弹性	衬底贴布	使用期限
肌内效贴布	比原本贴布长 140%	不需要	3~10 天
治疗性贴布	比原本贴布长 30%	需要护肤衬底贴布或某些部位不需要	48h 至 7d
运动白贴布	无弹性 使用 20min 后就无法使用	需要衬底贴布或皮肤贴布	依情况不同而定,在活动或运动之前贴,之后撕掉

一、肌内效贴布

是目前应用最广泛、最流行的贴扎治疗技术所使用的贴布(图 1-1)。由日本整脊治疗师加濑建英博士(Dr. Kenso Kase)于约 1973—1979 年间所创用,他试图通过该贴布给予骨骼、肌肉、关节足够的支持,又不会造成活动范围上过多的限制,以及限制活动所衍生的水肿等问题。因此,在 1982 年正式推出这类具有弹性、黏性、透气性的医疗辅具性质的贴布。

肌内效贴布的英文注册名称为"Kinisio Tape",这是来自英语"运动机能学(kinesiology)"的前缀;最早注册的日本名是"肌系",在日文中"肌系"是指"皮肤系统"的意思,但配合

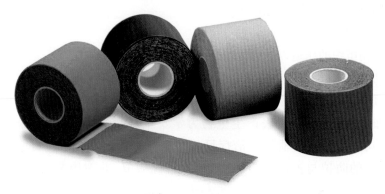

图 1-1　肌内效贴布

英文的日语音译为片假名"キネシオ（テーヒ °ンク ゛）"，转换成日语汉字则为"筋内效（贴）"，之后再转译成中文"肌内效贴布"，意思为"皮肤内贴布"，这其实与英文名字是相符合的，即是能随着皮肤运动的贴布。历经多次的制程变革，其称谓有机能贴布、运动机能贴布、弹性贴布、肌贴、肌内效贴、肌能系贴布等，为了方便读者学习以及向发明者致敬，我们特将材质相似的贴布统一称为"肌内效贴布"，而肌内效贴布的临床操作技术，我们便不分各种流派技术均统一称之为"肌内效贴"，仅在文中对特殊的贴扎技术予以介绍。

我国台湾地区在 1998 年引进肌内效贴技术，而大陆地区自 2009 年起，上海市第一人民医院陈文华教授关注肌内效贴的临床运用与发展，开始系统整理各项治疗的运用与操作，并在 2012 年出版了大陆地区第一部有关肌内效贴技术的临床指导用书，以此为契机结合专业优势，在临床上创新性地开展多项贴扎技术，广泛应用于各专科领域，为康复治疗贴扎技术操作准则奠定了基础。

肌内效贴布发明伊始是为了治疗关节和肌肉疼痛，使得在支撑及稳定肌肉与关节的同时不妨碍身体正常活动，甚至鼓励进行诸如踝泵等运动，而深受欢迎。经多年发展，其贴布材质、贴扎技术与相应理论体系不断演变、改进，在欧美、中国的康复医学界、运动医学界应用得更普遍。肌内效贴的临床作用广泛，如改善局部循环、促进淋巴回流、消除软组织肿胀及疼痛，增加感觉输入、放松或促进软组织活动等。目前的研究主要关注贴布对于运动伤害的预防、减少发炎反应及减轻疼痛、改善血液与淋巴循环，以及增进本体感觉功能，但是在降低肌肉疲劳程度及痉挛的发生与改善肌肉功能上，并没有明确的研究证据，另外，只有少数研究关注肌内效贴改善关节活动度及软组织柔韧性。

肌内效贴的主要特性与应用进展，详见本书相关章节。

二、治疗性贴布

治疗性贴扎最初由澳大利亚物理治疗师 Jenny McConnell 所研发，用于纠正髌骨的不当角度、矫正关节力线、减轻炎症组织的张力；同时期 Brain Mulligan 也运用此贴布性质，配合其在动态关节松动术中使用，均获得不错的临床疗效。近年来治疗性贴扎已应用于肩部、腰背部等身体其他部位，都获得相当不错的效果。

这类贴扎技术由于 Jenny McConnell 与 Brain Mulligan 均为物理治疗师且该项技术在物理治疗界中广泛使用，并依照牛津大词典对"治疗性的（therapeutic）"定义为对于疾病愈合或身心有良好的效应，因此将这类贴布称之为治疗性贴布，而该类贴布的特别贴扎技术便被称之为治疗性贴扎。

治疗性贴布临床常用的种类众多，见图 1-2。贴布的材料分为两层，包括贴扎贴布（strapping tape）、固定用衬底贴布（cover-roll tape），两者弹性较小，但具强黏性。因此可利用双层贴布（覆贴与拉贴）的强大拉力，来改变筋膜与肌群的作用方向，以达到治疗效果。

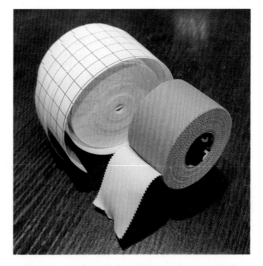

图 1-2 治疗性贴布（贴扎贴布与衬底贴布）

治疗性贴布临床主要用于减缓肌肉骨骼系统疼痛,其主要操作技巧为减压或除压贴扎(unloading taping),同时也改善动作协调与肌力表现;此技巧被认为与减轻过敏感的肌筋膜或神经等组织有直接效应,或者是与改变因疼痛所产生的异常动作模式有间接效应。研究同时发现,此类贴布可借由皮肤与肌肉的感受器,提供正常的感觉输入到中枢神经系统进而改善本体感觉。此外,由于治疗性贴布的强大拉力,可使关节力线或肌肉排列长度受到影响,从而改变肌力或动作表现。关于治疗性贴布的临床作用与治疗机制仍需进一步研究。

治疗性贴布的主要特性与应用进展,详见本书相关章节。

三、传统运动白贴布

传统运动白贴布是指运动白贴(俗称白贴),见图 1-3。大约在 1882 年,由德国 Beiersdorf 所发展,其设计材质以棉质纤维为主,往往厚而坚固,且由于黏性甚高,主要作用为强化肌肉与稳定关节,借由限制活动范围以避免二次伤害。因此,其贴扎方法为将受伤部位进行层层缠绕,形成局部固定与显著的压迫效果,以避免因活动所产生的持续性松动,但也可能会影响局部血液循环,造成无法避免的不舒适等副作用。

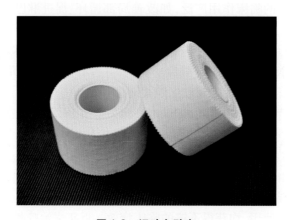

图 1-3　运动白贴布

白贴没有弹性且不透气,但固定效果佳,贴扎的目的为固定关节位置及限制软组织活动,使软组织在稳定的状况下修复,抑制肌肉收缩及减少关节活动,减少炎性渗出,减轻疼痛。由于可以增加关节稳定性,相对会限制关节活动度,常用于足踝贴扎。它可以预防足踝扭伤,固定受伤的足踝以避免二次伤害,且在康复过程中起到稳定关节的重要作用。

运动白贴的主要特性与应用进展,详见本书相关章节。

第三节　贴扎治疗技术的临床疗效及研究进展

目前仍有许多关于贴扎治疗技术临床疗效的比较研究正在进行中,其目的是为治疗师在制订康复治疗计划时提供决策依据。比如,部分研究关注不同类型贴布对于功能性运动表现的影响,结果发现运动白贴可限制关节角度,增加动态关节稳定度,而肌内效贴能够增加肌力,但两者对于功能性运动表现的测试却无显著差异;关于肌内效贴对踝关节扭伤患者动态平衡的研究也发现,肌内效贴虽可立即改善患侧踝关节的动态平衡能力,但完成测试所花费的时间并无显著差异。但也有学者发现经由适当的贴扎方式,可改善相关肌群收缩的时序平衡,以稳定关节,减少疼痛的发生率。

单独实施贴扎治疗技术仅可短暂减轻疼痛,效果难以持续,因此,对动作改善疗效不佳。肌内效贴合并运动疗法相较于仅给予运动疗法可以有效减轻疼痛、增进关节稳定度,因此,能有效恢复关节活动性、减少失能程度。有学者针对 McConnell 髌骨贴扎疗效文献做系统性回顾与荟萃分析(meta analysis),发现贴扎可以有效减轻活动中所产生的膝疼痛强度,对膝周肌群等速肌力亦有即时的增强效果,合并运动疗法时效果更佳。

有关各种贴布所衍生出的临床实用贴扎治疗技术,其理论与操作、常见案例的运用等在本书相关章节有详尽说明。

(黄俊民　郄淑燕)

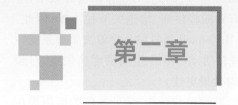

第二章

肌 内 效 贴

第一节　贴扎作用机制的研究进展

一、皱褶效应

皱褶是肌内效贴布贴在皮肤后所产生的特殊形式,皱褶出现的一系列生理变化常被称为"皱褶效应"。具体的机制研究并不确切,通常认为皱褶可以提起局部皮肤,可增加皮下间隙,促进局部血液与淋巴循环,也可能改善筋膜间组织液等流动及软组织滑动,一定程度上有利于运动损伤的恢复与运动能力的提高。

Sudarshan Anandkumar 等学者在 2014 年的一项肌内效贴研究中发现,贴布产生皱褶比不产生皱褶时,对膝骨关节炎患者的等速转动力矩、台阶试验和台阶试验过程中的疼痛,有更为明显的改善作用。

在一项研究贴布的皱褶是否影响疗效临床随机对照试验中,Parreira Pdo 等学者将受试者分为肌内效贴治疗组和安慰贴组,肌内效贴治疗组采用肌内效贴有皱褶的贴法,而安慰贴组同样使用肌内效贴,但不产生皱褶。在持续 4 周的治疗之后,对受试者的疼痛、功能障碍程度、总体康复效果评估进行了分析,结果并没有发现治疗组比安慰贴组有更好的效果。

余波等人采用电子拉力机分析施加不同拉力各形状贴布的力学特征。应用高频超声比较贴扎处理前、贴扎后即刻的皮下间隙(subcutaneous space,SS),对健康受试者前臂施以不同拉力、回缩方向的 Y 形贴扎,研究结果显示,在特定的拉力大小下,肌内效贴可影响局部贴扎处的皮下间隙,在良好的摆位情况下,皱褶的产生与拉力相关,与贴扎的方向并无相关性。

目前对于皱褶的研究结论并不统一,因此也需要后续更加完善的研究对其进行论证,并揭示其潜在的作用机制。

二、方向效应

既然肌内效贴具备弹性,也就有弹力方向的问题。大多数的贴扎方法存在锚和尾的概念。传统流派认为,将锚放在肌肉止点、尾放在肌肉起点的贴法会对肌肉产生放松的作用,而反之则会对肌肉产生促进的作用。然而同一块肌肉的收缩,会随着功能性运动的不同出现不同的收缩方向,譬如从蹲到站的过程中,股四头肌进行的向心性收缩,靠近膝关节的是定点,靠近髋关节处的是动点;而在进行伸膝运动时,则正好相反,所以贴扎理论固定的起止点本来就存在缺陷。另外,贴布毕竟是贴在皮肤上的,不同部位皮肤活动度的差异直接会影响贴布的回缩方向,所以"方向效应"的假说机制引发较多争议。Choi等的一项旨在确定贴扎方向对疲劳状态下的股四头肌肌力影响的研究结果表明,无论贴扎方向如何,使用肌内效贴均可改善疲劳状态下股四头肌的肌肉强度,另有研究证实方向及拉力的肌内效贴方案对肌肉力量及关节活动度并未呈现不同的结果。目前关于方向这一变量的研究有待更深入进行。

Luque-Suarez将健康受试者分成三组,分别对肩部采取起点到止点、止点到起点、安慰贴的方法,观察贴扎前后超声测试的肩峰肱骨距。结果发现,起止点不同的两种贴法组内都有差异,而且组间没有差异;安慰贴组贴扎前后则没有发现差异。该研究证明了有弹性的肌内效贴布与无弹性的安慰贴布之间的效果差异,同时也提示贴扎方向对结果并无影响。

Stefano Vercelli等学者在一项单盲交叉对照试验中,分三组用等速设备对健康人群的最大肌力进行了干预测试,结果并没有发现从起点到止点贴扎、从止点到起点贴扎和安慰贴三种干预方法的结果有差异。

三、拉力效应

拉力效应来自于肌内效贴的弹性特征,肌内效贴的弹性可以达到自身长度的100%以上。拉力大小直接影响被贴扎部位的反应,拉力越大对皮肤的应力也越大。拉力不仅与直接施加在贴布上的力有关,还和被贴扎部位的摆位有关,在缩短位施加小拉力的贴扎,在伸展位时就变成大拉力了。拉力效应对人体的影响是确实存在的,这也是肌内效贴与运动白贴的重要区别。两种贴扎差异的论文不胜枚举,差异并不代表哪种贴扎方法更好,只是适用的范围会有所不同,肌内效贴的拉力越大,就越接近运动白贴的效应。

曾有学者对轻中度静脉功能不全的患者进行肌内效贴治疗的研究,发现有拉力的肌内效贴可以改善静脉功能不全的症状、外周流动情况,以及疼痛的程度;而没有拉力的安慰贴却没有效果。

拉力效应确切存在,有研究证实不同的拉力贴扎对感觉的刺激确有不同,并提出以下可能的机制:皮下触觉敏感型慢适应受体可被无拉力作用的肌内效贴所刺激,而50%拉力的肌内效贴则可能使皮肤感受器快速适应外来张力,并无法减轻疼痛。事实上,已有研究表明肌内效贴的张力越低,触觉感受器的效应越大,尽管支持这种现象的神经生理机制尚未明确。不同的拉力分别对哪些组织有影响,拉力和摆位的关系、部位的关系、贴扎形状的关系、贴扎方向的关系(垂直还是平行于肌肉)都并不清晰,缺乏高质量的研究去证实、去发现。

有拉力的肌内效贴能让皮肤、筋膜等出现不同程度的形变,这种形变可以改变肌筋膜网的局部应力,通过贴扎部位的筋膜形变影响肌筋膜网的张力结构。Uluc Pamuk等学者利用磁共振成像技术,对比观察健康女性胫前肌贴扎前后组织形变量,发现在表层皮肤组织、肌筋膜和胫骨前肌表面及内部出现的形变在程度上存在不均匀性,在方向上也存在不一致性。不仅在被贴扎的区域有一小部分组织的形变方向与贴扎方向一致,在非贴扎目标区域也观测到了一定程度不均匀的小幅度形变。该研究一方面证明了肌内效贴可对皮下深层组织产生一定影响;另一方面为以后的机制研究提供了非常有力的证据和全新的研究思路。

通常认为以轻度拉力贴在伸展摆位的部位,不会影响被贴扎部位的运动,也最容易引起皱褶效应,可以促进血液循环和淋巴回流。以大拉力进行贴扎时,可以起到稳定、保护、矫正、限制等作用。

四、接触效应

肌内效贴布是贴在皮肤上的,无论何种形状、何种方向、何种拉力,都会有接触效应,也可以解释为感觉输入效应。如果不考虑其具备弹性的特性,其接触效应与没有弹性的运动白贴是一样的。也正是因为肌内效贴的弹力特性,通过不同的贴扎方法,可以产生不一样的接触效应和感觉输入。从临床逻辑上讲,合适的感觉输入可缓解疼痛等不适、显著改善运动能力。临床上也有通过诸如爪形贴扎、螺旋贴扎及漂流贴扎等体现相应的治疗理念,但因检测仪器、检查方法的敏感性、特异性等问题,相应机制研究较少。

缓解疼痛是肌内效贴接触效应的一种表现。就像人们在局部受到伤害时,用手抚摸痛处,这也是一种典型的接触效应。疼痛是机体对外界伤害刺激的主观反应,很难被量化和测量。目前已有的假说认为:疼痛感受器的传入神经元在脊髓背角转换成第二神经元,并通过大量的突触连接来传递痛觉。高级中枢(皮质、脑干)的痛觉传入纤维到达脊髓背角,在同一水平上还有高级中枢的机械性信号传入通路,在这些信号传入中枢之前,痛觉和机械性信号(如本体感觉)会进行过滤和整合,因此这些通路之间会产生影响从而具有抑制性。当肌内效贴附着于皮肤上时,对皮肤的机械性感受器产生刺激,这种信息与痛觉一同传递到脊髓背角时,抑制了痛觉的传入。Elisa Pelosin 等学者发现,肌内效贴能缓解受试者的主观疼痛,并能够提高受试者的躯体感觉辨别能力。

通过皮肤接触,刺激皮肤感受器来增加本体感觉输入的方法有很多,紧身衣使运动员的运动表现更加完美,该理念已被运用在治疗领域,运动白贴、运动绑带可以提升使用者的本体感觉。肌内效贴同样具有通过皮肤触觉感受器提升本体感觉的功能。Hwi-young Cho 等学者的一项研究显示,肌内效贴对膝骨关节炎的患者的疼痛、主动关节活动度和本体感觉都有改善作用。肌内效贴对有损伤或本体感觉较差的患者,可能有更好的改善和治疗效果。

总体而言,肌内效贴起效机制研究近年来备受关注。然而,一方面,传统力学检测仪器、表面肌电图、针刺肌电图及诱发电位等设备,尚不足以反映肌内效贴的起效机制;另一方面,也缺少与人类皮肤相近的实验动物,开展基础研究受到限制。与此同时,临床研究也缺乏设计精美、多因素、多水平、多中心随机对照的分析研究,这些不足也是我们后续研究的方向。

(陈文华　祁奇)

第二节　贴扎临床应用的研究进展

一、临床效果研究

(一)肌内效贴改善疼痛的临床效果研究

Kaya 等学者 2014 年针对肩关节撞击综合征(shoulder impingement syndrome)的患者进行了肌内效贴治疗干预研究。共招募 54 名肩关节撞击综合征患者,在门诊分别进行肌内效贴配合康复训练、手法治疗配合康复训练的干预方式，以及 5 次/d 的冰敷处理。在治疗前和治疗 6 周后，使用视觉模拟评分法（visual analogue scale，VAS）测试受试者肩部疼痛情况、上肢功能障碍问卷测试其功能恢复情况、超声诊断冈上肌腱厚度。结果显示，两组组内前后的 VAS 和功能障碍问卷有显著差异，而冈上肌腱厚度没有差异。组间比较时，使用肌内效贴组在夜间的疼痛改善情况优于手法治疗组。作者得出结论，经过 6 周的治疗，肌内效贴和手法治疗均可以有效治疗肩关节撞击综合征患者的症状，更好地缓解患者局部疼痛。该项研究采用了前后测试的设计，但前后测试之间间隔时间较长，若采用跟踪研究的设计方式，可能会更准确地反映出治疗过程中的恢复状况。

Marc Campolo 等学者采用前后自身对照的试验设计方式，对 20 名患有外胫夹的年轻患者进行了研究，发现使用肌内效贴后，受试者在台阶试验过程中的疼痛评分明显低于空白对照组。试验过程中每名受试者接受麦康奈尔贴、肌内效贴和不进行贴扎三种干预手段，并在每种干预后进行负重下蹲和台阶试验两项测试内容。测试的指标为疼痛数字分级评分法，分别在进行负重下蹲和台阶试验前、负重下蹲和台阶试验过程中进行评分测试。该研究有力地证实了肌内效贴缓解疼痛的作用。除此之外，在一项使用肌内效贴治疗运动员赛后小腿疼痛的研究中，也发现其能显著缓解由大强度运动造成的疼痛。Bae 等研究人员同样发现，肌内效贴对下背痛患者的疼痛有缓解作用。

Aguilar-Ferrándiz 学者的研究团队先后两次研究了肌内效贴用于静脉功能不全的治疗效果，发现具有缓解疼痛的作用；贴布对非肌肉骨骼系统疼痛也有一定的缓解作用，Chaegil Lim 等学者就肌内效贴对痛经的缓解效果进行了研究，36 名未婚女性随机分组后，肌内效贴组从月经前 14 天开始接受治疗直至月经结束，持续 3 周治疗，在每次接受治疗前，进行痛经程度评估，结果发现肌内效贴能够显著缓解痛经的疼痛症状。

综合上述研究，多数试验结果显示出肌内效贴在治疗各类急慢性损伤引起的疼痛方面疗效较为确切。但是并非所有研究均发现肌内效贴对疼痛有显著的缓解作用，部分下背痛和髌骨疼痛的研究中，也发现肌内效贴对疼痛无明显的缓解作用，可就方法学、评估学方面进一步探讨。

（二）肌内效贴改善肌张力与姿势控制的临床效果研究

Federica Tamburella 等学者在对脊髓损伤患者的治疗效果研究中发现，使用肌内效贴治疗，可以在短期内改善脊髓损伤患者的踝关节痉挛、疼痛的症状，并提高其平衡能力，改善受试者步态。该研究共招募 11 名慢性脊髓损伤患者（美国脊髓损伤协会，脊髓损伤评分 D 级患者），试验采用交叉设计，11 名受试者先随机接受肌内效贴治疗（试验组）或普通无弹力贴布治疗（对照组），并在 7 天洗脱期后交叉，接受另一种方式的治疗。肌内效贴组采用 Y 形放松贴法贴于受试者小腿三头肌上，而对照组则使用无弹力普通贴布相同形状贴于相同位置。每次治疗前后采集数据，踝痉挛采用修订版 Ashworth 评分（modified Ashworth scale，MAS），疼痛采用总体疼痛评分（global pain scale）和 VAS，平衡采用 Berg 平衡量表（Berg Balance Scale，BBS），步态评估采用脊髓损伤步行指数、10 米步行测试、6 分钟步行测试、起立行走测试。这项研究较好地揭示了肌内效贴用于脊髓损伤患者的治疗效果，但不足之处在于受试者人数相对较少。

Zahra 等学者的研究发现，肌内效贴对纠正脑卒中患者的马蹄内翻足有一定的治疗效果，因此，他们认为肌内效贴对患者的姿势控制有一定的改善作用。同样，刘群、何文龙等学者的研究也发现，肌内效贴对脑卒中患者的步态改善有一定的效果。

　　Marianna Capecci 等学者对比了使用肌内效贴作为辅助治疗配合姿势康复与单纯采用姿势康复对帕金森病患者姿势异常的疗效差异,结果并没有发现两者之间的差异,认为肌内效贴并没有对患者的异常姿势起到治疗效果。20 名帕金森病患者参与研究,共分为3 组,康复训练、肌内效贴配合康复训练及空白对照组。每名受试者都接受 4 周定制的本体感觉刺激与动作再学习康复治疗,并对受试者跟踪测试 2 个月。使用 Berg 平衡量表、计时站立行走和躯体弯曲程度作为测试内容。该研究受试者接受了较为完整的治疗疗程,且跟踪测试时间较长,有较好的完整性。但该研究的不足之处在于贴布组只有 6 名受试者,样本量较小。

　　Evrim Karadag-Saygi 等学者的一项随机对照双盲试验中,对 20 名偏瘫患者(有强直性马蹄足症状)使用肌内效贴配合肉毒毒素 A(botulinum toxin A,BTX-A)治疗患者的下肢张力异常症状。第一组($n = 10$)接受注射肉毒毒素联合肌内效贴治疗,第二组($n = 10$)接受肉毒毒素结合假贴布治疗。在注射后 2 周、1 个月、3 个月和 6 个月均进行临床评估,评估内容包括:MAS 量表、被动踝关节背屈角度、步速和步长。两组结果仅在被动踝关节背屈角度上有差异,即在第二周时肌内效贴组的关节活动度增加较多,其他无明显差异。

　　此外,Alejandro Luque-Suarez 等学者对过度足内翻患者的研究和 Julio Gómez-Soriano 等对健康受试者的肌张力研究中,尚没有发现肌内效贴对受试者的肌肉张力产生了影响。

（三）肌内效贴改善运动能力的临床效果研究

　　Seda 等学者对 15 名慢性踝关节扭伤的男性篮球运动员的运动功能表现进行交叉设计研究,以对比肌内效贴与普通运动贴布对运动员的影响。15 名受试者依次接受安慰剂贴布、不接受任何贴扎方式、运动贴扎和肌内效贴共 4 种干预方式,每种方式结束后有一周的洗脱期再进行下一种干预方式。每种贴扎术完成后对受试者立即进行即刻的效果测定,包括功能性表现测试(functional performance test),如跳跃测试(hopping test)、垂直弹跳测试(vertical jump test)等多方面测试。结果发现相对于运动贴扎来说,肌内效贴对运动员的功能性表现测试没有产生任何负面影响,还促进了运动员单脚障碍测试表现,而普通运动贴扎会因为限制运动员动作使其运动表现下降。

　　Joseph Miller 等学者对患有单侧髌骨疼痛的受试者进行肌内效贴治疗后,发现受试者的Y-平衡能力和下蹲的关节活动度有显著提升。试验者将 18 名受试者随机分为 3 组,分别采用肌内效贴治疗、手法治疗和空白对照,在基线和治疗 3 天后进行平衡能力和下蹲关节活动度测试,结果发现肌内效贴较手法治疗能更好地激活臀中肌,并提高受试者姿势稳定和双侧下肢活动度。但是这项试验只招募了 18 名受试者,并且将其分为了 3 组,每组只有 6 人,样本量较小。若采取交叉设计或是自身对照设计试验结果可能更具有说服力。

　　Federica Tamburella 等学者在对脊髓损伤所致踝关节肌张力异常的患者的研究中,同样发现短期使用肌内效贴能够提高患者平衡能力,改善患者的步态。

　　另有大量文献对肌内效贴能否增强或改变受试者的肌肉力量做了研究,然而结果并不统一,阴性结果较多。部分阳性结果试验包括 2013 年、2012 年发表的两项临床试验,Fratocchi 与 Wong 等人分别针对肌内效贴影响肘屈、膝伸运动峰力矩进行测试,结果表明,较假贴扎及未贴扎组,肌内效贴组能显著增加肘屈向心峰力矩,减少伸膝达到峰力矩的时间。LEE 等人在一项交叉试验中,分别在应用肌内效贴进行屈腕肌群贴扎、不贴扎及不贴扎伴头颈转向对侧(引起不对称性颈紧张反射,以改变相应屈、伸肌群肌力)时对健康成年人优势手进行握力测试,结果显示采用肌内效贴后,无论男女平均握力均较不贴扎时大,认为肌内效贴可用于改善上肢肌肉力量,辅助其他疗法治疗肌肉无力。Vithoulka 等人 2010 年为探讨肌内效贴影响健康女性等速运动时股四头肌肌力的情况,观察采用肌内效贴、假贴扎及不贴扎时膝关节角速度在 60°/s(向心、离心训练)与 240°/s(向心训练)时伸膝肌肉峰力矩,结果表明,肌内效贴组各角速度的等速离心峰力矩较假贴扎及不贴扎时升高,作者认为沿股四头肌各肌腹纵行贴扎有助于提高离心收缩肌力。Slupik 等研究肌内效贴在等长运动中调节肌张力的作用,评估肌电图改变情况,结果肌内效贴干预 24h 后肌肉运动单位募集升高,72h 后仍有肌电信号的显著差异,但比 24h 有所降低,作者认为肌内效贴方法量、时、效关系仍有探讨的必要。Robert Csapo 等学者还专门就肌内效贴对于肌力影响的研究文章进行了整理。他们筛选了 19 篇肌内效贴影响肌力的文章,对文章中 530 名健康受试者共计 48 组配对比较数据进行了 meta 分析,结果发现肌内效贴对于肌力的影响甚小,可以忽略不计,且其对不同肌群的影响没有差异。由此作者认为肌内效贴可能有临床疗效,但是对健康受试者的肌力并没有促进作用。

(四)肌内效贴改善肿胀与静脉功能的临床效果研究

肿胀被认为是明显妨碍康复进程的重要因素,减轻肿胀被看作早期治疗的重点,因为关节过度肿胀对周围结构及神经肌肉兴奋性也造成不利影响,还会引起疼痛及关节活动度障碍等。肌内效贴能持续起效,同时,快速改善肿胀也是其主要特色之一。

Aguilar-Ferrándiz 等人先后进行了两次试验以评价肌内效贴对患有静脉功能不全的绝经后女性的症状缓解效果的研究。在 2013 年其发表的随机双盲对照研究中,选取绝经后女性下肢静脉功能受损患者,其中贴扎组进行肌内效贴,以 Y 形、I 形贴布自然至中度拉力激活肌肉,50%的拉力进行功能矫正及外周静脉加压,假贴扎组不施加任何拉力,且不按常规肌肉、关节走向实施贴扎,结果显示贴扎组患者下肢沉重感、肿胀、跛行及肌肉痛性痉挛等评分均较贴扎前、假贴扎组有所改善。认为肌内效贴可能对静脉功能不全症状以及疼痛有缓解效果,并可以支撑腓肠肌活动;对生活质量、水肿和关节活动度的影响尚不明确;肌内效贴对静脉功能不全的患者可能存在安慰剂效应。在 2014 年随后的试验中,该团队又对 120 名患有轻中度静脉功能不全的绝经后女性的静脉功能不全等症状进行研究后,发现经肌内效贴治疗,可改善静脉功能不全的症状,促进外周循环,且一定程度上改善了整体健康状况。

余波等人使用肌内效贴对膝骨关节炎患者、急性踝关节扭伤的患者肿胀症状进行干预后发现,使用肌内效贴配合常规理疗对患者的肿胀恢复有较好的治疗效果,受试者被随机分为两组,分为接受肌内效贴与常规理疗和只接受常规理疗两种方式,并在恢复过程跟踪测试了肿胀程度,膝关节的肿胀评分用 Lequesne 指数(Lequesne scores)的肿胀评分标准,踝关节的肿胀采用改良踝关节 8 字测量法等。

由于肢体围径的测量工具及方法敏感性、特异性问题,或淋巴管道有无受损的贴扎方法选择问题,也有部分临床试验为阴性结果。但在临床经验性使用中,只要无相应禁忌证(如局部皮肤、毛发、伤口等状况不影响贴扎,且无张力性水疱产生),肌内效贴对改善肿胀、淋巴水肿、血肿及相应酸痛不适等症状的疗效十分确切,我们推荐其临床进一步合理应用。

(五)肌内效贴对本体感觉作用的临床效果研究

临床上许多研究肌内效贴对肌肉功能评估结果显示,可以增加肌肉运动单位征召,以及改变神经肌肉收缩时序;这可能是因为贴扎于皮肤表面时,会拉扯皮肤及给予皮肤一些压迫力，因此刺激皮肤上的机械受器，影响周边神经传递到中枢神经的讯号，来改变肌梭或高尔基腱器（Golgi tendon organ）对肌肉的张力或长度。甚至有关于贴扎减缓疼痛的机制，也被认为借由贴布贴扎刺激皮肤上的感受器，活化细胞的抑制作用，来达到降低中枢传递神经元对于痛觉刺激的传导，从而缓解疼痛、减少因疼痛抑制肌肉延展性的效果。因此，激活皮肤上感受器的多寡（特别是皮下筋膜层），与诱发肌肉反射稳定机制、促进本体感觉使动作正常化与减缓疼痛等临床效应便有极大关联。

而皮肤上的感受器不仅限于机械压力受器，早在1988年van der Wal便提出筋膜内存在大量的感觉神经末梢，直至2007在国际筋膜研讨会议中由许多学者提出证实。Schleip认为从形态学与胚胎角度学来看，筋膜网由结缔组织构成，因而已适应了由局部张力主导而不是由压力和负荷主导，因此大部分筋膜内的感觉神经末梢或是神经感受器，对于张力或剪切负荷应特别敏感。而就肌肉骨骼结缔组织中的神经元组成，大部分神经用于血供和营养输送的微调，受交感神经系统控制，其余部分用于感觉运动神经调节，但运动神经占17%、感觉神经占43%并不均等，更显信息传递的重要。筋膜中不同感觉神经元的功能是什么呢？像有髓鞘的神经元主要的便是作为本体感觉受器，如鲁菲尼小体（Ruffini corpuscle）末梢、帕西尼小体（Pacinian corpuscle）末梢及高尔基腱器却仅占有感觉神经组成的20%内的1/4，相对其他的80%的间质性神经元（interstitial neuron）便是更具有挑战性的议题，而间质性神经元除了具有机械感受器的特性之外，还具有诱发自主神经系统变化，产生下视丘微调状态模式，这也是它们被称之为多功能感受器的原因，意味着它们能够感受多种刺激，这样传递信息到中枢神经系统的管道便加大与开放，相对的影响的程度也加大，特别是贴扎给予的持续性刺激特性，这呼应了2008年Moseley学者的研究发现，治疗过程中强化注意力的刺激有改善痛觉的认知。

因此，如何让贴扎增加与扩大刺激效应来强化讯息传递，促使大脑皮质兴奋与皮层区的激活现象，便是创新贴扎技术的核心。比如漂流贴扎技术，便是摒弃线形贴扎方式，采用曲线与交错重叠方式贴扎，除了原有线形贴扎对感受器的效应外，更加强切向力与横向伸展的刺激，诱发更多感受器的激活；同时曲线与交错重叠的空隙皮肤部位也额外增加皱褶效应，让更多间质性神经元低阈值压力单位和高阈值单元活化，增加轻触觉的兴奋与痛觉的门阀抑制。

二、配合相关康复治疗技术

康复治疗技术内涵、外延极为丰富，肌内效贴是其中有益的补充。若有条件，我们建议肌内效贴可同时配合现有治疗技术，包括各类运动疗法、深层肌肉刺激仪（deep muscle stimulator，DMS）治疗、冲击波治疗、其他各类理疗（超声波、神经肌肉电刺激）等。从即刻效应来看相应综合治疗可增加患者的依从性、改善患者主客观症状、体征；从持续效应看，也能最大限度体现治疗理念，发挥肌内效贴持续引导软组织、增加感觉输入的特性，在一定时间范围内维持其他医疗方法的治疗效果。

即使无条件，也建议可配合健康教育、冷热疗、拉伸、按摩、抗阻训练等常规方法，包括利用各类其他简易器材如弹力带、泡沫轴等进行放松、促进及激活方法来综合干预，以利患者最大限度康复。

（陈文华　余波　黄俊民）

第三节 肌内效贴的基本认识

一、肌内效贴常用术语

与传统白贴不同,肌内效贴在长期临床贴扎实践中形成了一些专有名词和术语,需重点掌握如"摆位""锚"(anchor)"基底"(base)"尾"(tail)"延展方向""回缩方向""拉力"等概念。部分示意,如图2-1所示。

（一）摆位

是肌内效贴技术的重要环节,指贴扎开始前,贴扎区域被拉伸或缩短的相应肢体主、被动摆放位置。一般情况下为相对贴扎处反向牵伸关节,使皮肤处于拉伸状态,特殊时可摆位为关节缩短位置(如功能矫正等),详见后续肌内效贴各类贴扎技术操作基础。

（二）锚

是贴扎最先固定端。为稳定起见,贴布锚的部分一般不施加拉力,而在诸如韧

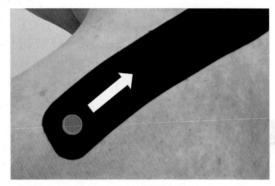

图2-1 贴扎常用术语
⏺表示锚,或贴扎起始端;⬇表示贴扎延展方向

带贴扎、空间提拉贴扎等应用场景中,若贴布中间一大段整体以较大的力拉开作为最先贴扎端时,通常不存在锚的概念,仅为贴扎起始部位,详见后续肌内效贴各类贴扎技术操作基础。

（三）基底及尾

锚贴妥后,远离固定端向外延伸的一端,包括基底及尾。现多将延续于锚的主要贴扎段称之为基底,基底通常覆盖主要治疗区域,在远端再预留一部分贴布延伸为尾(或有流派将基底及尾统称为尾或尾端)。

（四）延展方向

指锚或贴扎起始部先固定后,尾端延续至固定端贴扎的各个方向。

（五）回缩方向

指贴布尾端向锚弹性回缩的方向(可产生或不产生形变)。通常是小质量向大质量回缩趋势、后贴扎部向先贴扎部回缩趋势。

（六）拉力

可用自身拉伸绝对长度(即拉伸长度/原长度×100%)或相对长度(即拉伸长度/最大拉伸长度×100%)换算。以绝对长度为例,自然拉力:指对贴布不施加任何外加拉力或仅施加小于10%的拉力(理论上,淋巴贴布0%～20%,肌肉贴布5%～10%)。一般而言,锚及预留的尾部延伸段均用自然拉力;中度及较大拉力:指对贴布施加10%～30%的拉力(理论上,筋膜矫正10%～20%,软组织支持20%～30%,瘢痕塑形30%);最大及极限拉力:指对贴布施加超过30%甚至最大拉力(常用于力学矫正、韧带贴扎等,理论上极限拉力可用于固定、制动,但此时建议用"运动白贴")。若正规厂家、符合贴布特性的肌内效贴(即能保持5%～10%的自然回缩力,拉伸自身长度40%～60%者),以相对自身最大拉伸长度的比例为例,10%～35%

及以下为肌肉贴扎,25%～50%为空间提拉贴扎,75%左右为力学矫正等,详见后续贴扎技术基础。初学者掌握一般拉力范围即可,且不推荐过多使用引起材质物理特性改变的极限拉力。

需要特别提醒的是,肌内效贴的核心理论是贴扎与人体之间的力学互动与感觉输入,摆位、拉力大小及方向往往是能体现技术的关键理念。牵伸状态摆位及自然拉力是产生良好皱褶的关键,而关于贴扎的方向,与传统非弹性贴布不同,一般贴布由尾向锚的弹性回缩方向是可能的作用方向。

二、贴扎技术各项要点说明

(一)锚、基底及尾(或锚、尾端)操作

1. 若以锚、基底及尾三段式考虑　将贴布从锚与基底的交界处将背衬纸一分为二撕开(锚通常为2、3指距离,或视贴扎区域大小适度改变),两手可分别抓握撕离的背衬纸,尽量不接触胶面,先将锚不加拉力仔细固定、贴附牢靠;基底部分别根据贴扎矫正的目的,施予不同大小的拉力覆盖主要治疗区域,并在延展远端预留部分尾(也为2指宽或适度),尾一般也不加拉力贴上,从而完成整个贴扎操作。

2. 若以锚、尾端两段式考虑　整个尾端为覆盖治疗区域给予相应拉力,但也可预留末端部分不施加拉力。若以贴布中间为基底,且最先贴上,此时不存在锚的概念,可将背衬纸从中间撕开,整体加拉力贴上后,两端预留部分尾不加拉力完成整个操作。

(二)裁剪及覆盖形状

常见裁剪形状包括 I 形、Y 形、爪形、X 形、灯笼形及菱形贴布等。为更好贴合身体,建议将各端贴布末端裁剪圆钝,有利于张力的均匀分布,而尖锐的贴布角则易松动。传统剪刀裁剪过久时常变钝,是因为肌内效贴采用的贴布凝胶层诸如丙烯酸等胶面成分易穿过剪刀表面金属微孔,造成剪刀切割缘钝化,某些专用的肌内效贴剪刀涂有一种特殊的涂层,可避免此情况发生。

1. I 形贴布　选取合适长度的贴布后,不进一步裁剪,依需求决定宽度及锚的位置,常用引导肌肉、筋膜,力学及功能矫正等,部分情况下也可用于固定,如图2-2所示。

2. Y 形贴布　锚不做裁剪,基底及尾分为2条,整体呈"Y"形。可促进或放松较次要或较小的肌群。可针对特殊形状的肌肉时(如放松腓肠肌)或包绕特殊解剖结构时使用,如图2-3所示。

3. 爪形(散状形、扇形)贴布　锚不做裁剪,基底及尾分为数条,有时也可为多条 I 形单条窄带组成,常重叠交叉为网状。可消除肿胀,促进淋巴液及血液循环。爪形贴布需尽量包覆组织液滞留的肢体或血液淤积的区域。覆盖病变区可增加感知觉的输入。注意,若裁剪条数过多、过细,可能部分改变贴布的力学特性,如图2-4所示。

4. 灯笼形贴布(O 形)　贴布两端不裁剪,中段裁剪为多分支,也就是两个散状形合体,若为两支即 O 形。贴布两端均为固定端,故稳定效果良好,中间部可维持一定的

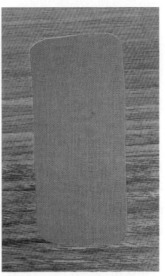

图2-2　I 形贴布示意图

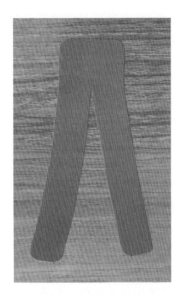

图 2-3　Y 形贴布示意图

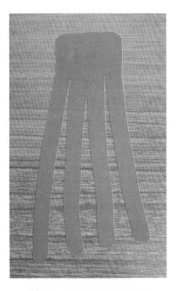

图 2-4　爪形贴布示意图

张力,并有引流的作用。大的关节多用两个 Y 形贴布实现,如图 2-5 所示。

5. X 形贴布　中间为锚,共四尾向各端延展。可促进锚所在位置的血液循环及新陈代谢,达到止痛的效果,也称为"痛点提高贴布",某些起止点为痛点的肌肉引导也可采用 X 形,如图 2-6 所示。

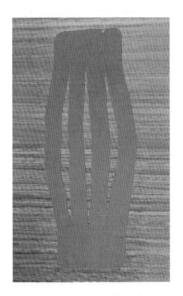

图 2-5　灯笼形贴布示意图

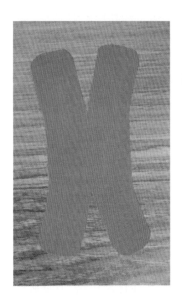

图 2-6　X 形贴布示意图

其他:如网形或蜘蛛形、多条灯笼形、爪形或特殊镂空的双向爪形的组成等,部分详见后述。

三、常见问题与注意事项

(一) 贴扎时间问题

肌内效贴单次贴扎一般最长可达 5 天,持续贴扎 1~3 天,由于过久贴扎后贴布产生形变,弹性下降会导致作用减退;在夏季、大量出汗、对材料过敏或贴于暴露在外的部位时,应适当缩短更换的周期。有时出于特殊的需要,贴扎时间可更短,如在竞技运动中,当场可使用促进等贴法,在运动后随即更换成消肿或放松贴法。

（二）洗澡与出汗对贴扎的影响

正规厂家的贴布均有较好的防水性,因而洗澡时,若水温不高、使用淋浴且时间较短,可用干毛巾、纸巾等吸干贴布表面的水分,对其正常使用并不产生太大影响。但出汗属于内生水,加上温度上升,容易导致凝胶变性和脱胶,故大量出汗后应及时更换贴布。不建议在使用贴布时进行泡澡或高温沐浴过久,也不建议用电吹风等过热机器烘烤贴布。

（三）毛发对贴扎的影响

原则上在毛发过密处贴贴布时,应剃除毛发后再进行贴扎,否则会影响贴布的附着,且造成移除时的不适感。

（四）贴布过敏性问题

贴布的过敏性与贴扎部位、方法、时间及贴布凝胶的种类有关。如为过敏体质,建议贴扎层次不宜过密,单次贴扎以 24h 或更短时间为宜,建议使用低敏系列的贴布,移除贴布时尤其要小心,不要过快暴力撕离。如发生明显过敏现象应暂停贴扎,待皮肤修复后再酌情使用。

（五）贴布脱落的处理

若贴布尾端掀起,可将掀起部分剪掉,并将尾端裁剪成圆形重新与皮肤贴合。若是贴布的锚（固定端）掀起,贴布可能失去力学固定点,力学作用会被一定程度破坏,需重新贴扎。

（六）影响贴扎疗效的其他因素

包括皮肤的状态、皮下脂肪的厚度、贴扎环境、贴扎后的活动等。贴扎前须做好皮肤清洁,若用酒精处理皮肤后,建议等其挥发后再行贴扎;避免锐物、出汗等影响到贴布的凝胶面;某些运动损伤贴扎后,若能保持适度的主、被动活动（非过度负重、爆发性活动）,会因为贴布与软组织间有益的交互作用而提高疗效。

四、贴扎前各项评估与检查

执行贴扎前,除了对患者皮肤进行检查之外,其他与各类型有效的康复治疗技术一样,肌内效贴操作流程并无金标准,但应体现合理的治疗理念,而合理的治疗理念来源于详细的评估。

评估多以解剖学为基础进行诊查,注重整体分析,主要包括运动机能学、运动生物力学分析及姿势评估等,可结合既往敏感性、特异性已得到验证的骨科、神经科经典诊查方法。有条件还可了解诸如选择性功能动作评价（selective functional movement assessment, SFMA）、肌筋膜链等系统诊断思路,力争从整体考虑灵活性（关节软组织延展性与关节活动性）、稳定性与运动控制等问题。若无相应基础,采用经典的疼痛关节活动度与肌力检查,也可结合肌骨超声、磁共振成像及其他影像学检查。

五、相对禁忌证

肌内效贴技术为无创外治法,故没有绝对禁忌证,可能的相对禁忌证包括:不能避开的开放性伤口;贴扎部位毛发过多,且未经剔除者（可改变胶面性质,影响力学特征,撕除时伤及皮肤）;没有愈合的瘢痕;皮肤相应疾患,如急性神经性皮肤炎或银屑病等;贴扎前已有张力性水疱发生趋势;怀孕3个月以内孕妇的骶部结缔组织区(生殖器区域);对贴布材质过敏等。

　　另外,在使用之前,可询问患者是否在使用抗凝剂或有无其他凝血功能障碍。肌内效贴拉起皮肤的作用可能会引起小出血点,若凝血功能不足,可造成局部瘀斑或皮肤破损等。

　　部分肌内效贴材质可能有其他添加成分,也需要综合考虑,此时副作用、禁忌证均可参照普通膏药管理。

(陈文华　祁奇　瞿强)

第四节　临床常用肌内效贴扎技术

一、肌肉贴扎技术

(一)适应证

辅助增加肌肉力量、促进稳定性或降低静态肌张力,以缓解肌肉组织损伤等症状,减少疼痛,改善筋膜流动性,恢复软组织弹性及加快损伤恢复速度等。

(二)贴扎操作

以三角肌前侧肌束贴扎为例:

1. 三角肌前侧肌束促进贴扎

(1) 摆位:贴扎肌肉的反向牵伸拉长的位置(即水平外展)。

(2) 方向:采取由肌肉起点(锁骨肩峰端)为锚,往肌肉止点(三角粗隆)方向贴,如图2-7所示(ER2-1)。

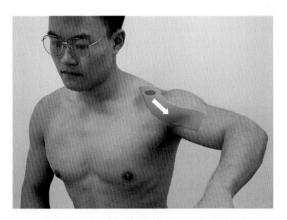

图2-7　三角肌前侧肌束促进贴扎示意图

ER2-1　三角肌前侧肌束促进贴扎

(3) 拉力:无张拉力(10%)或可至20%~35%。

2. 三角肌前侧肌束放松贴扎

(1) 摆位:贴扎肌肉的反向牵伸拉长的位置(即水平外展)。

(2) 方向:以肌肉止点为锚,往肌肉起点方向贴,如图2-8所示(ER2-2)。

(3) 拉力:无张拉力(10%)或可至20%~25%。

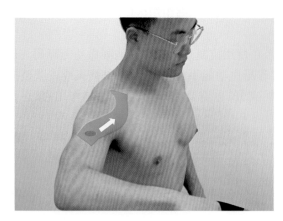

图 2-8   三角肌前侧肌束放松贴扎示意图

ER2-2   三角肌前侧肌束放松贴扎

（三）操作重点

1. 若以保护组织或减轻疼痛为主,则肢体摆位于中立位或痛点前体位并采取自然拉力。

2. 若以改善动作表现为主,则肢体摆位于中立位或最长位并采取自然拉力或提高拉力（10%）来强化输入。

（四）注意事项

1. 可以与其他贴扎技术结合运用。

2. 贴布剪裁形状可以依照疼痛不适范围做选择。

3. 贴布的锚尾无张力以利稳定。

4. 在临床实践中,确定动作引导方向或贴扎方向时,最好进行肌肉定点和动点的运动机能学分析（如近、远固定,上、下固定）。

二、韧带贴扎技术

（一）适应证

用于韧带损伤与超负荷劳损,相同的技术也可用于治疗疼痛点、扳机点（如后续空间提拉贴扎技术）等。

（二）贴扎操作

以膝关节内侧副韧带贴扎为例:

（1）摆位:患者贴扎摆位为膝屈曲位。

（2）方向与拉力:可采用 I 形贴布,中间一大段为贴扎起始端,以极大拉力贴于韧带走行区。两尾端预留两指左右不加拉力,分别止于胫骨内侧髁及股骨内侧髁,如图 2-9 所示（ER2-3）。

（三）操作重点

贴布从中间撕离背衬纸,整体以极大乃至最大拉力贴于治疗区域,此时不存在锚的概念,同时关节处于伸展位并处于一定张力状态,预留两边为尾端不施加拉力自然贴上。

（四）注意事项

贴布剪裁形状一般以 I 形为主。

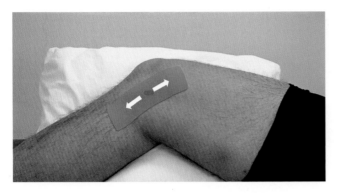

图2-9 膝关节内侧副韧带贴扎示意图

ER2-3 膝关节内侧
副韧带贴扎

三、筋膜贴扎技术

广义的筋膜贴扎技术,包括横向、纵向及螺旋引导,同时结合或不结合震荡方法,而狭义的筋膜贴扎技术通常指所谓的"筋膜矫正"。现主流筋膜矫正技术包括震荡或摆动贴扎。

（一）适应证

筋膜组织呈多方向、多维度与其他组织互通,疼痛部位的软组织强直与症状的变化有关。

（二）贴扎操作

1. 横向引导贴扎

（1）Y形或I形贴布,多垂直于肌肉纵轴方向贴扎。

（2）贴扎起始端在病变区域,基底及尾端向正常筋膜区延展,并向起始端引导。

（3）可配合下述各类震荡方法使用

1）长短贴（long and short）:锚贴于皮肤,一手持尾做长短交替不同拉力大小的引导,另一手辅助将贴布贴于皮肤上,如图2-10所示（ER2-4）。

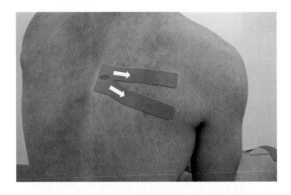

图2-10 横向引导长短贴筋膜贴扎示意图

ER2-4 横向引导长短
贴筋膜贴扎

2）摇摆贴（side to side）:锚贴于皮肤,一手持尾做两侧摇摆拉力引导,另一手辅助将贴布贴于皮肤上,如图2-11所示（ER2-5）。

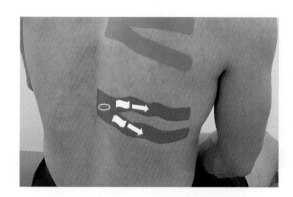

图 2-11　横向引导摇摆贴筋膜贴扎示意图

ER2-5　横向引导摇摆
贴筋膜贴扎

2. 纵向引导贴扎

（1）I形或Y形贴布，多沿肌肉筋膜纵轴方向引导，用于姿势动作矫正等，如图 2-12 所示（ER2-6）。

（2）也可配合各类震荡方法使用等。

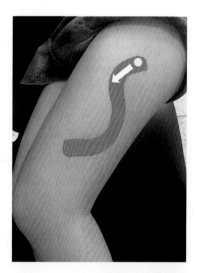

图 2-12　纵向引导筋膜贴扎示意图

ER2-6　纵向引导筋膜贴扎

3. 螺旋引导贴扎

（1）采用I形贴布，沿肢体纵轴螺旋缠绕或在冠状面螺旋缠绕，如图 2-13 所示（ER2-7）。

（2）如配合锚尾走向，有向贴扎起始端旋转收缩的力矩。

（三）操作重点

1. 筋膜贴扎过程中，组织一般不牵拉。

2. 可给予总体 10%～50%（注：指最大拉伸长度的相对比例）间隙拉力改变，或两侧摇摆，也称之为震荡、摆动。

3. 浅筋膜矫正 10%～25% 摆动，深筋膜 25%～50% 摆动。

（四）注意事项

为改善损伤位置的筋膜状况，通常是引导正常组织筋膜向病变方向，即贴扎起始点覆盖

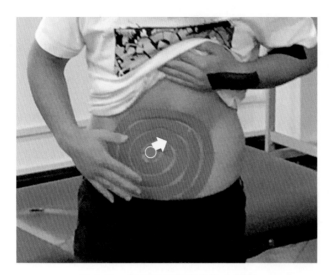

图 2-13　螺旋引导筋膜贴扎示意图

ER2-7　螺旋引导
筋膜贴扎

痛点,向正常部位方向延展,并结合不同拉力大小产生震荡。

四、淋巴贴扎技术

(一)适应证

淋巴回流障碍及其他组织受伤引起的各类肿胀,包括血肿等症状。

(二)贴扎操作

1. 多采用爪形贴布。

2. 用自然拉力(或远端稍大拉力),在皮肤尽量牵拉摆位的情况下,锚固定于近端,尾向远端延展进行贴扎。如图 2-14 所示(ER2-8)。

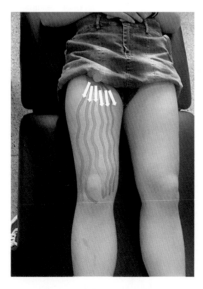

图 2-14　淋巴贴扎示意图

ER2-8　淋巴贴扎

（三）操作重点

1. 上述可应用于区域淋巴引流。

2. 也可采用剪裁较小的窄带贴布（极小的Ⅰ形）全程螺旋缠绕贴扎，可应用在淋巴管道受损时。

五、空间提拉贴扎技术

（一）适应证

脊柱旁或肌肉有激痛点的贴扎方法。

（二）贴扎操作

采用数条Ⅰ形贴布，形成类似于"米"字形（或星形），贴布中间部分覆盖痛点，整体采用最大拉力，头2条贴布成直角，后2条等角度交叉贴扎，如图2-15所示（ER2-9）。

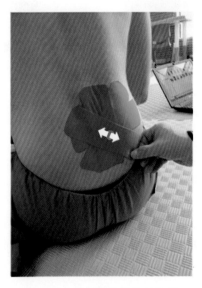

图2-15　空间提拉贴扎示意图

ER2-9　空间提拉贴扎

（三）操作重点

早期采用相对自身最大拉伸长度的25%~50%，甚至75%左右拉力；现在多采用中等或稍大拉力为主。

（四）注意事项

可采用灯笼形或O形等特殊的贴扎方式应用，其相应力度略小，还可拓展成交叉网状，起稳定及引流作用。

六、力学矫正贴扎技术

（一）适应证

可用于矫正骨性结构的位置，以恢复力线，促进功能的恢复；还可部分改变肌肉收缩的支点，减轻受伤组织的受力。

（二）贴扎操作

1. 一般关节固定于适中位置，组织不过多牵拉。

2. 多使用 I 形贴布、Y 形贴布。

3. 锚和皮肤贴服后,贴布的基底或尾端施加较大的拉力(贴布自身材质最大范围的75%以内,也有拉到全范围者)贴于需矫正的结构上,如图 2-16 所示(ER2-10)。

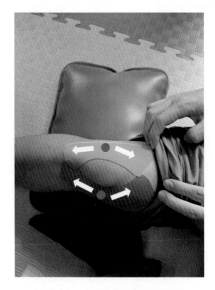

图 2-16 力学矫正贴扎示意图

ER2-10 力学矫正贴扎

（三）操作重点

1. Y 形贴布若尾部施加拉力为小刺激、基底部施加拉力为中等刺激。

2. I 形贴布基底部施加拉力为较强的力学矫正刺激。

3. 也常见在鹅足区、膝内侧辅以 Y 形或 I 形贴布力学矫正,锚不加拉力,尾向髌骨内侧缘延展。

（余波 陈文华 余俊武）

第五节 常见肌骨疾患的贴扎运用

一、脊柱疾患

（一）颈后肌肉酸痛

长期姿势不良可导致颈后肌肉慢性劳损或肌肉张力增高,从而引发颈后酸痛、乏力、紧绷的症状,常累及颈半棘肌与颈夹肌。如伴随肩颈区不适则需触诊上斜方肌与中斜方肌是否有肌肉张力增高的现象。

1. 贴扎目的 缓解疼痛、松弛紧绷肌肉、矫正不当姿势。

2. 贴扎方法

（1）如有明显的痛点,针对痛点的地方采取空间提拉贴扎技术。

1）贴布形状:采用 X 形贴布。

2）摆位:下颌内收,颈椎尽量屈曲。

3）操作：采用空间提拉贴扎技术（自然拉力），以 X 形贴布中间为锚，固定在痛点处。两侧以自然拉力向两端延展开，如图 2-17 所示（ER2-11）。

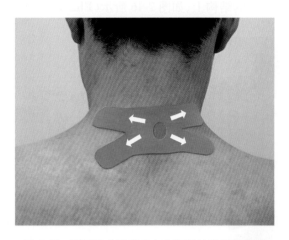

图 2-17　颈后肌肉酸痛痛点空间提拉贴扎示意图

ER2-11　颈后肌肉酸痛痛点空间提拉贴扎

（2）如果有长时间低头导致颈后软组织损伤产生的颈椎两侧肌肉紧张，可采用颈半棘肌与颈夹肌贴扎。

1）贴布形状：采用 Y 形贴布。

2）摆位：下颌内收，颈椎尽量屈曲。

3）操作：采用肌肉贴扎技术（自然拉力）。贴布锚固定在 T_6 水平，贴布 Y 形分叉分别贴于两侧棘旁肌肉走向位置并止于枕部发际线下方，如图 2-18 所示（ER2-12）。

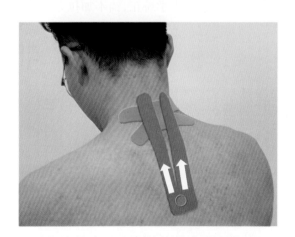

图 2-18　颈后肌肉酸痛痛点空间提拉合并促进贴扎示意图

ER2-12　颈后肌肉酸痛痛点空间提拉合并促进贴扎

（3）若颈后部肌群仅有酸痛无力，则采取肌肉贴扎技术，并可运用力学矫正贴扎技术来改变肌肉收缩的支点，促进功能恢复。如促进头半棘肌肌肉贴扎技术。

1）贴布形状：采用 Y 形贴布。

2）摆位：下颌内收，颈椎尽量屈曲。

3）操作：采用肌肉贴扎技术（自然拉力），锚固定在 C$_7$ 棘突下方，两尾沿棘突两侧半棘肌走行，止于颞骨乳突发际线下，如图 2-19 所示（ER2-13）。

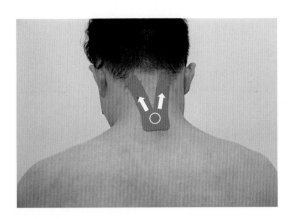

图 2-19　头半棘肌与颈夹肌肌肉促进贴扎示意图

ER2-13　头半棘肌与
颈夹肌肌肉促进贴扎

（4）如果上述症状还包含肩颈不适的情况时，可考虑对上斜方肌采取肌肉贴扎技术。如放松上斜方肌肌肉贴扎技术。

1）贴布形状：采用 Y 形贴布。

2）摆位：颈部略屈曲，头向健侧侧屈，面部轻微向患同侧旋转。

3）操作：采用肌肉贴扎技术（自然拉力），锚固定在患侧肩峰，两尾沿肌肉纤维延展至枕骨粗隆下发际线处和后背部，如图 2-20 所示（ER2-14）。

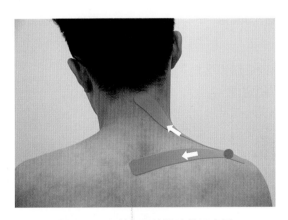

图 2-20　上斜方肌放松贴扎示意图

ER2-14　上斜方肌放松贴扎

3. 建议相关康复治疗　根据患者的症状需求，建议可配合下列康复治疗：自我伸展运动、姿势矫正、主动/被动关节活动度运动以及物理因子疗法等。

4. 注意事项

（1）贴扎区域应避开毛发。

（2）需注意空间提拉或力学矫正的贴扎方式与顺序。

（二）落枕

落枕是一种急性发作的、常见的肌肉紧张性颈部疼痛，以颈部肌肉疼痛伴颈椎活动受限为主要特征,局部有压痛和肌肉痉挛,甚至可触及条索状的变化。

落枕多与睡眠姿势不良有关,也可以由于受寒引发,如患者反复出现落枕症状,需要排除颈椎器质性病变。

1. 贴扎目的　缓解肌肉痉挛或紧张引起的症状,采取特别是胸锁乳突肌、斜方肌等;或矫正不当姿势,提高颈椎稳定性。

2. 贴扎方法

(1) 放松胸锁乳突肌

1) 贴布形状:采用 Y 形贴布。

2) 摆位:头略后伸,头向健侧侧屈,面部轻微向患侧旋转,摆位活动角度依患者疼痛而定。

3) 操作:采用肌肉贴扎技术(自然拉力),锚固定在患侧乳突,两尾分别延展至胸锁关节和锁骨内 1/3 处,如图 2-21 所示(ER2-15)。

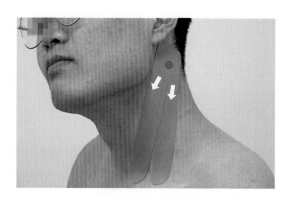

图 2-21　胸锁乳突肌放松贴扎示意图

ER2-15　胸锁乳突肌放松贴扎

(2) 放松上斜方肌[见前述"(一)颈后肌肉酸痛"],如图 2-20 所示。

(3) 增强本体感觉,提高颈椎关节稳定性

1) 贴布形状:采用 I 形贴布。

2) 摆位:下颌内收,颈椎屈曲。

3) 操作:采用力学矫正贴扎技术(50%左右拉力),以 I 形贴布的中心为锚,固定在需要加固的椎体棘突,贴布两端分别以 50%左右拉力向椎体两侧延展。另一条 I 形贴布以同样的方式纵向贴扎,如图 2-22 所示(ER2-16)。

3. 建议相关康复治疗　根据患者的症状需求,建议可配合下列康复治疗:肌肉放松的手法治疗、肌肉牵伸技术、主动/被动关节活动度运动以及物理因子疗法等。

4. 注意事项　需注意贴扎时患者体位的摆放。

（三）颈椎退化性关节炎

其临床特征是颈椎后伸时颈部疼痛、活动受限、肌肉僵硬,严重时伴有上肢放射性疼痛、麻木、无力等神经损害的症状。

1. 贴扎目的　缓解局部疼痛、矫正不良姿势、促进局部循环、放松肌肉。

2. 贴扎方法

(1) 如有明显的痛点,针对痛点的地方采取空间提拉贴扎技术[见前述"(一)颈后肌肉

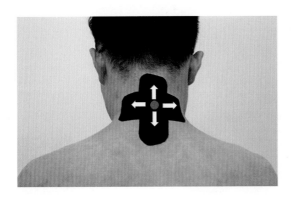

图 2-22　增强颈椎关节稳定力学矫正贴扎示意图

ER2-16　增强颈椎关节稳定力学矫正贴扎

酸痛"],如图 2-17 所示。

（2）如有颈椎两侧肌肉紧张,可采用半棘肌放松贴扎技术（[见前述"（一）颈后肌肉酸痛"],如图 2-18 所示。

3. 建议相关康复治疗　配合颈椎关节松动、颈椎稳定性训练、肌肉牵伸技术、牵引、姿势矫正和物理因子疗法等康复治疗技术。

4. 注意事项

（1）需注意贴扎时患者体位的摆放。

（2）当肌肉贴扎技术和空间提拉贴扎技术同时采用时,建议先完成肌肉贴扎技术再完成空间提拉贴扎技术。

（四）上、下交叉综合征

上交叉综合征是较为常见的一种姿势异常体征,是僵紧的肌群（上斜方肌、肩胛提肌与胸大肌等）所形成的连线,与无力的肌群（颈深屈肌与中、下斜方肌等）所形成的连线,会有头部前倾、颈椎前屈增加、圆肩、胸椎后突增加、翼状肩胛骨等体征。下交叉综合征也是常见的一种姿势异常体征,它发生在躯干的下部,僵紧的肌群（背侧伸肌群、前侧髂腰肌与股直肌）所形成的连线,与无力的肌群（腹部肌群、背侧臀部肌群）所形成的连线,会出现腰椎前凸增加、骨盆前倾等"前凸后翘"的体征。这些可能与久坐、长期不良姿势所致的躯干的肌力不平衡有关系。

1. 贴扎目的　放松紧张和短缩的肌群,促进无力和松弛的肌群,纠正不良姿势,增加本体感觉输入。

2. 贴扎方法　对于有上交叉综合征的患者,可以使用肌肉贴扎技术。

（1）放松胸小肌肌肉贴扎技术

1）贴布形状:采用 Y 形贴布。

2）摆位:双手置于背后,双侧肩胛骨后缩,挺胸坐位。

3）操作:采用肌肉贴扎技术（自然拉力）,锚固定在锁骨外 1/3 与喙突处,两侧尾沿胸小肌肌肉纤维走行分别止于第 3、5 肋骨,如图 2-23 所示（ER2-17）。

（2）放松胸大肌肌肉贴扎技术

1）贴布形状:采用 Y 形贴布。

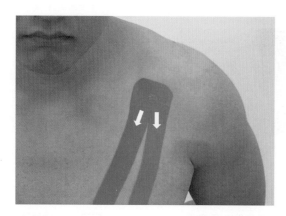

图 2-23　上交叉综合征放松胸小肌肌肉贴扎示意图

ER2-17　上交叉综合征
放松胸小肌肌肉贴扎

2）摆位：肩关节水平外展90°，然后尽量外旋。

3）操作：采用肌肉贴扎技术（自然拉力），锚固定在上臂前方上1/3处，两侧尾沿胸大肌肌肉纤维走行分别止于胸骨的上下部（贴胸大肌上部纤维时肩关节水平外展90°，贴胸大肌下部纤维时肩关节外展至130°下操作），如图2-24所示（ER2-18）。

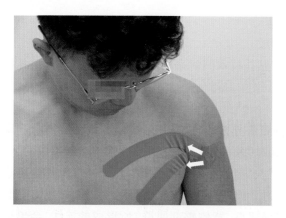

图 2-24　上交叉综合征放松胸大肌肌肉贴扎示意图

ER2-18　上交叉综合征
放松胸大肌肌肉贴扎

（3）放松上斜方肌肌肉贴扎技术［见前述"（一）颈后肌肉酸痛"］，如图2-20所示。

（4）肩胛骨前伸矫正贴扎

1）贴布形状：采用I形贴布。

2）摆位：双手交叉抱于胸前，脊柱屈曲。

3）操作：采用力学矫正贴扎技术（50%拉力），上方一条以I形贴布的中间为锚，固定在两侧肩胛冈连线与胸椎棘突交点处，两尾分别向两侧延展开，止于两侧肩胛冈外侧缘。下方一条以I形贴布的中间为锚，固定在两侧肩胛下角连线与胸椎棘突交点处，两尾分别向两侧延展开，止于肩胛下角，如图2-25所示（ER2-19）。

（5）促进半棘肌肌肉贴扎技术［见前述"（一）颈后肌肉酸痛"］，如图2-19所示。

对于有下交叉综合征的患者，强化腹部肌群是必要的，可以使用肌肉促进贴扎技术。

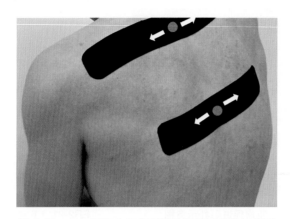

图 2-25　上交叉综合征肩胛骨前伸矫正贴扎示意图

ER2-19　上交叉综合征
肩胛骨前伸矫正贴扎

（6）强化腹直肌的肌肉贴扎技术

1）贴布形状:采用 I 形贴布。

2）摆位:伸髋伸膝平卧于床上,尽可能地伸展脊柱保持腹部肌肉处于延长位,也可将双手前屈到活动度末端。

3）操作:采用肌肉贴扎技术(自然拉力),锚贴在肋缘,沿腹直肌走行尽可能靠近耻骨作为贴布尾的位置,如图 2-26 所示(ER2-20)。

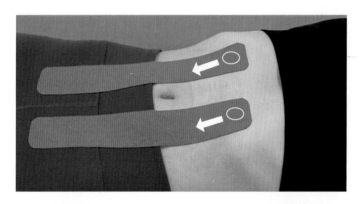

图 2-26　下交叉综合征腹直肌肌肉促进贴扎示意图

ER2-20　下交叉综合征
腹直肌肌肉促进贴扎

（7）强化腹外斜肌的肌肉贴扎技术

1）贴布形状:采用 I 形贴布。

2）摆位:仰卧位,骨盆向贴扎的对侧旋转,同侧手臂上举。

3）操作:采用肌肉贴扎技术(自然拉力),锚固定在髂前上棘内侧,尾端沿腹外斜肌走向延展,止于第 10~12 肋骨处。可以根据情况判断是否双侧都贴,如图 2-27 所示(ER2-21)。

（8）腹内斜肌与腹外斜肌贴法相似,注意肌肉起止点的位置即可。

若患者存在竖脊肌紧张,可采用放松竖脊肌的贴扎技术:

1）贴布形状:采用 Y 形贴布。

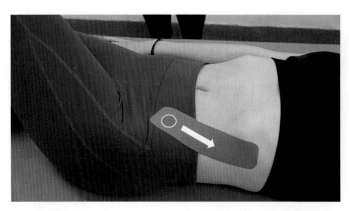

图 2-27　下交叉综合征腹外斜肌肌肉促进贴扎示意图

ER2-21　下交叉综合征腹外斜肌肌肉促进贴扎

2）摆位：患者站立位，贴扎时患者双手扶住稳定的桌面，然后向前弯腰。

3）操作：采用肌肉贴扎技术（自然拉力）。锚固定在骶骨正中，尾沿脊柱两侧竖脊肌向上延展，止于肋缘，如图 2-28 所示（ER2-22）。

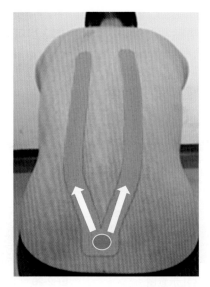

图 2-28　下交叉综合征竖脊肌肌肉促进贴扎示意图

ER2-22　下交叉综合征竖脊肌肌肉促进贴扎

3. 建议相关康复治疗　配合肌肉牵伸技术、肌力训练、姿势矫正、物理因子疗法等。

4. 注意事项

（1）强化肌肉贴扎的贴布颜色，推荐选用暖色。

（2）强化腹直肌和腹内外斜肌的贴扎方向，应从肌肉的远端附着点贴向近端附着点。

（五）驼背

导致驼背的原因非常多，能够被纠正的称为活动性驼背，不能够被纠正的称为固定性驼背。活动性驼背常发生于青年或少年，可能与工作或学习时的异常姿势有关。驼背不仅影响人体美观，还可能导致脊柱周围肌肉及关节的问题，而出现疼痛、功能下降、呼吸运动受限等症状。活动性驼背可通过康复治疗和运动训练得到改善。

1. 贴扎目的 矫正不良姿势,预防驼背加重,增加本体感觉。

2. 贴扎方法

(1) 促进颈背部肌群贴扎技术

1) 贴布形状:采用 Y 形贴布。

2) 摆位:双手交叉抱于胸前,脊柱屈曲。

3) 操作:采用肌肉贴扎技术(自然拉力),锚固定在胸腰椎交界处(T_{12}、L_1 棘突间隙),2 条尾分别沿脊柱两侧肌肉走行向上延展至 T_1 椎体两侧,如图 2-29 所示(ER2-23)。

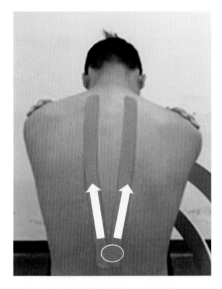

图 2-29 驼背颈背部肌群肌肉促进
贴扎示意图

ER2-23 驼背颈背部肌群
肌肉促进贴扎

(2) 肩胛骨前伸矫正贴扎[见前述"(四)上、下交叉综合征"],如图 2-25 所示。

3. 建议相关康复治疗 配合姿势矫正、密尔沃基(Milwaukee)矫形器、背部肌群肌力训练等。

4. 注意事项 贴扎前需注意评估两侧肩胛骨是否对称,若仅为单侧位置不良,应采用单侧的矫正贴扎技术。

（六）腰部肌肉劳损

主要指腰骶部肌肉、筋膜、韧带等软组织的损伤,导致局部无菌性炎症,从而引起腰骶部一侧或两侧的弥漫性疼痛,常与职业和工作环境有一定关系。患者可能有腰方肌、竖脊肌、腹外斜肌、腹内斜肌等肌肉痉挛或压痛。

1. 贴扎目的 缓解肌肉高张力或过劳引起的症状。

2. 贴扎技巧

(1) 放松腰方肌

1) 贴布形状:采用 Y 形贴布(自然拉力)。

2) 摆位:坐位,身体前屈。

3) 操作:锚固定在髂骨边缘,一尾贴布以自然拉力沿腰方肌走向延展至 T_{12};身体旋转于对侧,另一尾贴布以自然拉力延展至第 12 肋骨。可以根据情况选择单侧或者双侧使用肌

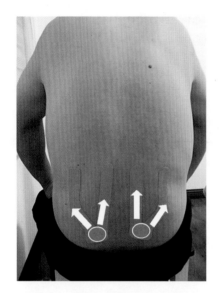

图 2-30   腰肌劳损腰方肌肌肉抑制
贴扎示意图

ER2-24   腰肌劳损腰方肌
肌肉抑制贴扎

肉贴扎技术,如图 2-30 所示(ER2-24)。

(2) 放松腹外斜肌

1) 贴布形状:采用 I 形贴布。

2) 摆位:站立位身体向贴侧旋转,手臂上举。

3) 操作:锚固定在背部第 10~12 肋骨,尾沿腹外斜肌走向延展至髂前上棘内侧。可以根据情况选择是否双侧贴扎,如图 2-31 所示(ER2-25)。

3. 建议相关康复治疗   根据患者的症状需求可配合自我伸展运动、姿势矫正、主动或被动关节活动度运动以及物理因子疗法。

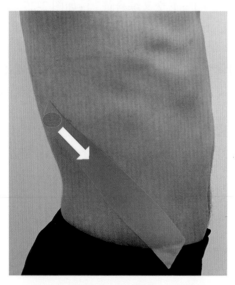

图 2-31   腰肌劳损腹外斜肌肌肉抑制
贴扎示意图

ER2-25   腰肌劳损腹外
斜肌肌肉抑制贴扎

4. 注意事项　需注意空间提拉或力学矫正的贴扎方式与顺序。

（七）腰椎间盘突出症伴坐骨神经痛

腰扭伤或长期腰椎负荷过大可引起腰椎间盘损伤、退变、突出。损伤了的椎间盘可发生炎症从而引发疼痛，而且突出了的椎间盘可以压迫周围的神经或硬脊膜，从而引起腰部或下肢坐骨神经分布区域的放射性疼痛、麻木、无力等症状。

1. 贴扎目的　缓解急性或者亚急性腰部疼痛、坐骨神经神经痛。

2. 贴扎方法

（1）如有明显的痛点，针对痛点的地方采取痛点空间提拉贴扎技术。

1）贴布形状：采用 I 形贴布。

2）摆位：坐位，身体前屈。

3）操作

a. I 形贴布横向贴扎：贴布中段以中度拉力（50%～75%）固定在疼痛椎体处，两尾以自然拉力向左右两端延伸。

b. I 形贴布纵向贴扎：贴布中段以中度拉力固定于疼痛椎体处，两尾以自然拉力向上下两端延伸。

c. I 形贴布斜向交叉贴扎：贴布中段以中度拉力固定于疼痛椎体处，两尾以自然拉力向上下两端延伸；另一条贴布方向与其垂直，方法一样，如图 2-32 所示（ER2-26）。

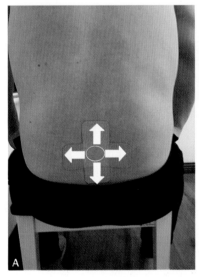
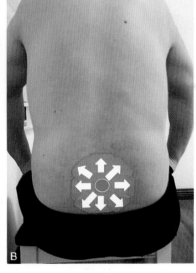

图 2-32　腰椎痛点空间提拉贴扎示意图
A. 横向与纵向；B. 斜向

ER2-26　腰椎痛点空间提拉贴扎

（2）若感觉腰部力量较弱，稳定性差，可采用腰部支撑肌肉贴扎技术。

1）贴布形状：采用 I 形贴布。

2）摆位：坐位，身体前屈。

3）操作：采用肌肉贴扎技术（自然拉力），3 条 I 形贴布，1 条贴布锚固定在骶椎上方，尾以自然拉力向上延展至 L_1 棘突，另 2 条贴布锚分别固定在两侧髂后上棘，尾向上延展至第 12 肋骨，尾向下延展至髂骨边缘，如图 2-33 所示（ER2-27）。

（3）如果上述症状还包含坐骨神经走向疼痛情况时，可考虑坐骨神经走向上的大腿后

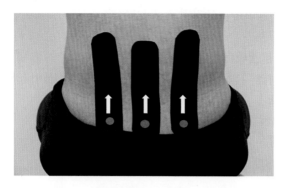

图 2-33　腰部支撑肌肉促进贴扎示意图

ER2-27　腰部支撑肌肉
促进贴扎

侧肌群采用肌肉贴扎技术。

　　1）贴布形状：采用 Y 形贴布。

　　2）摆位：俯卧位，膝关节屈曲 90°。

　　3）操作：采用放松后侧腘绳肌肌肉贴扎技术，锚贴在腘窝上方，尾沿大腿后方向上延展至坐骨结节下，如图 2-34 所示（ER2-28）。

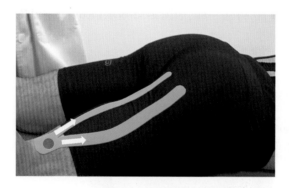

图 2-34　腘绳肌肌肉放松贴扎示意图

ER2-28　腘绳肌肌肉
放松贴扎

　　3. 建议相关康复治疗　根据患者的症状需求，可配合自我伸展运动、姿势矫正、主动或被动关节活动度运动以及物理因子疗法。

　　4. 注意事项　需注意空间提拉或力学矫正的贴扎方式与顺序。

（八）脊柱侧凸

　　脊柱侧凸是一种脊柱的三维畸形，包括冠状位、矢状位和轴位上的序列异常。如果正面观有双肩不等高或后面观有后背左右不平，就应怀疑"脊柱侧凸"。脊柱侧凸是危害青少年和儿童的常见疾病，关键是要早发现、早治疗。

　　1. 贴扎目的　放松紧张的肌群，促进无力的肌群，纠正姿势，增加躯干控制。

　　2. 贴扎方法

　　（1）促进竖脊肌对称收缩。

　　1）贴布形状：采用 Y 形贴布。

　　2）摆位：立位，躯干前屈。

　　3）操作：采用肌肉贴扎技术（自然拉力）和力学矫正贴扎技术（50%拉力），锚固定在骶骨,尾沿脊柱两侧向上延展,凹侧贴布的尾施加自然拉力,凸侧贴布尾施加中度拉力,如图 2-35 所示(ER2-29)。

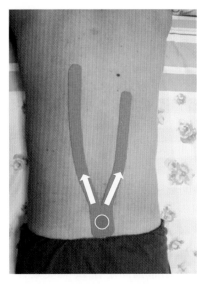

图 2-35　脊柱侧凸对侧竖脊肌肌肉　　　　　　　ER2-29　脊柱侧凸对侧
促进贴扎示意图　　　　　　　　　　　　　　竖脊肌肌肉促进贴扎

(2) 若伴有明显的脊柱旋转,则可以采用肌肉贴扎技术来促进腹内、腹外斜肌收缩。

1) 贴布形状:采用 I 形贴布。

2) 摆位:仰卧位。

3) 操作:采用肌肉贴扎技术。仰卧或侧卧后,锚固定在于髂前上棘,尾沿同侧腹内斜肌、对侧腹外斜肌的走向延展至对侧肋弓下缘。两侧贴法一样,如图 2-36 所示(ER2-30)。

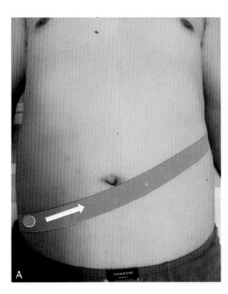
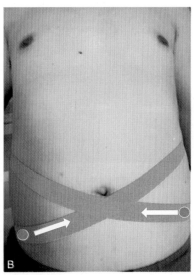

图 2-36　脊柱侧凸对侧腹部肌肉促进贴扎示意图　　　　ER2-30　脊柱
A. 单侧;B. 双侧　　　　　　　　　　　　　　　　侧凸对侧腹部
肌肉促进贴扎

3. 建议相关康复治疗　根据患者的症状需求,可配合自我伸展运动、姿势矫正、主动或被动关节活动度运动以及物理因子疗法。

4. 注意事项

(1) 需注意空间提拉或力学矫正的贴扎方式与顺序。

(2) 注意患者胸段、腰段、腰骶段旋转的方向。

〔九〕下背痛

长期的弓背坐姿、低头伏案、频繁的弯腰等不良行为方式也容易引起下背痛。健康教育、纠正不良生活习惯、姿势矫正、主动运动是防治下背痛的重要方法,肌肉贴扎技术也可以有效改善下背部疼痛。

1. 贴扎目的　矫正不良姿势,预防下背痛加重,促进核心稳定。

2. 贴扎方法

(1) 采用肌肉贴扎技术[见前述“(七)腰椎间盘突出症伴坐骨神经痛”]。

(2) 若疼痛范围比较大,则还可采用横向肌肉贴扎技术。

1) 贴布形状:采用 I 形贴布。

2) 摆位:坐位,身体前屈。

3) 操作:采用肌肉贴扎技术(自然拉力),一条贴布锚固定在 L_5 棘突处,两尾以自然拉力向两侧延展;另一条贴布锚固定在 T_{12} 棘突处,两尾以自然拉力向两侧延展,如图 2-37 所示(ER2-31)。

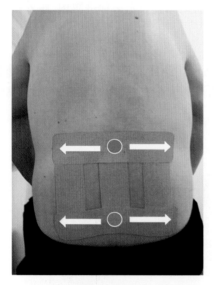

图 2-37　横向加强腰部支撑肌肉
肌肉促进贴扎示意图

ER2-31　横向加强腰部
支撑肌肉肌肉促进贴扎

3. 建议相关康复治疗　可配合自我伸展运动、姿势矫正、主动或被动关节活动度运动以及物理因子疗法。

4. 注意事项　需注意空间提拉或力学矫正的贴扎方式与顺序。

〔十〕肋间神经痛

肋间神经运动分支和感觉分支分别是支配相应胸椎旁背部和胸腹壁肌肉和皮肤感觉。肋间神经痛常是从后胸背部沿肋间斜向前下至胸腹前壁中线,疼痛区域呈带状。

1. 贴扎目的　急性或亚急性疼痛时,预防疼痛加重,增加感觉输入。

2. 贴扎方法

(1) 采用肌肉贴扎技术,促进背部肌肉收缩。

1) 贴布形状:采用 Y 形贴布。

2) 摆位:坐位,身体前屈。

3) 操作:锚固定在腰骶部,两尾沿脊柱两侧向上延展至下胸椎旁。如图 2-38 所示(ER2-32)。

(2) 若除了背痛还有肋间疼痛,则采用肋骨间肌群肌肉贴扎技术。

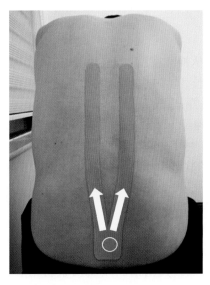

图 2-38　肋间神经痛背部肌肉
促进贴扎示意图

ER2-32　肋间神经痛背部
肌肉促进贴扎

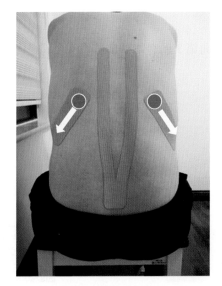

图 2-39　肋骨间肌群肌肉促进
贴扎示意图

ER2-33　肋骨间肌群肌肉
促进贴扎

1）贴布形状:采用 I 形贴布。

2）摆位:站立位,手臂上举,身体向贴扎侧旋转。

3）操作:锚固定在背部第 10~12 肋骨,尾沿腹外侧延展至髂前上棘内侧,如图 2-39 所示(ER2-33)。

3. 建议相关康复治疗　可配合自我伸展运动、姿势矫正、主动或被动关节活动度运动以及物理因子疗法。

4. 注意事项　根据疼痛,可选择两侧同时贴扎。

(高强　姜俊良　王刚　梁邱　杨浩伦)

二、四肢疾患

(一)胸廓出口综合征

胸廓出口综合征是指锁骨下动、静脉和臂丛神经在胸廓上口受压迫而产生的一系列症状。常见的骨性原因有颈肋、第 7 颈椎横突过长,第 1 肋骨畸形,常见的软组织原因主要是前中斜角肌短缩或肥大。局部压迫该处神经血管,造成上肢感觉异常、肌肉萎缩、上肢苍白、血液循环减弱、皮温下降等症状。其中的臂丛神经下干最容易受压,可出现前臂及手部尺侧的感觉异常和手内肌萎缩。贴扎时机是症状发生时或者预防症状发生时的处理。

1. 贴扎目的　缓解疼痛症状并放松紧绷的软组织如胸小肌、前斜角肌、中斜角肌等。

2. 贴扎方法

(1)前中斜角肌放松贴扎:如图 2-40 所示(ER2-34)。

1）贴布形状:选择 Y 形贴布。

2）摆位:坐位,头颈向对侧侧屈。

3）操作:以锁骨中段为锚尾端,贴布以自然拉力沿前斜角肌及中斜角肌走向贴至 C_2 横突。

(2)胸小肌放松贴扎:如图 2-41 所示(ER2-35)。

1）贴布形状:选择 Y 形贴布。

2）摆位:上臂外展大约 90°位外旋。

3）操作:以喙突为锚,上侧尾以自然拉力向第 3 肋骨中线方向贴上,下侧尾以自然拉力延展至第 5 肋骨贴上。

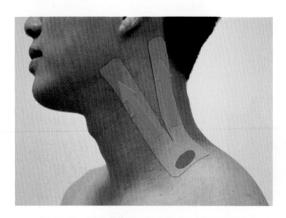

图 2-40　前中斜角肌肌肉抑制贴扎示意图

ER2-34　前中斜角肌肌肉抑制贴扎

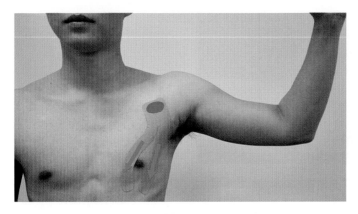

图 2-41 胸小肌肌肉抑制贴扎示意图

ER2-35 胸小肌
肌肉抑制贴扎

（3）对于肿胀等问题参照淋巴回流贴法。

3. 建议相关康复治疗 根据患者的症状需求,建议可配合下列康复治疗,如健康教育、矫正错误姿势、神经松动术、肌力训练、耐力训练、矫正错误呼吸模式等。

（二）肩周炎

以肩关节疼痛和活动受限为主要症状,病理变化以肩关节囊及其周围韧带、肌腱和滑囊的无菌性炎症为主,好发于 50 岁左右的人,又称"五十肩",其中肱二头肌肌腱是炎症好发之处。

1. 贴扎目的 急性期一般处理原则为缓解疼痛、放松肌肉、保持关节活动度。

2. 贴扎方法

（1）减轻疼痛

1）贴布形状:采用 X 形贴布。

2）摆位:仰卧位,肩外展 30°,肘伸直,手掌向上。

3）操作:如有明显的痛点,采取肌肉贴扎技术,并针对痛点的地方采取空间提拉贴扎技术,如图 2-42 所示(ER2-36)。

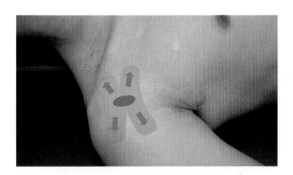

图 2-42 肩周炎痛点空间提拉贴扎示意图

ER2-36 肩周炎痛点空间
提拉贴扎

（2）放松肌肉

1）贴布形状:采用 Y 形贴布。

2）操作:以桡骨粗隆处为锚,贴布自然拉力沿肱二头肌长头、短头延展,分别止于喙突处及盂上结节处,如图 2-43 所示(ER2-37)。

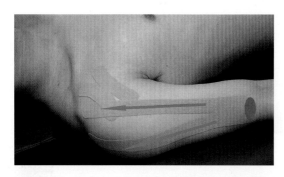

图 2-43　肩周炎肱二头肌肌肉抑制贴扎示意图

ER2-37　肩周炎肱二头肌肌肉抑制贴扎

3. 建议相关康复治疗　可配合物理因子疗法、关节松动术、姿势矫正、主动或被动关节活动度运动等。

4. 注意事项　疼痛明显时期配合药物治疗及其他治疗。

（三）腕管综合征

正中神经在腕部的腕管内受卡压从而引起手桡侧三指半的感觉异常，严重时可出现拇短展肌和拇对掌肌萎缩。多发于手腕部反复劳作者或腕部手术后。

1. 贴扎目的　减缓腕管内压力。

2. 贴扎方法

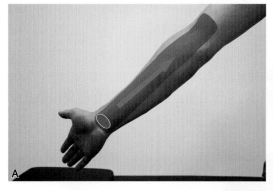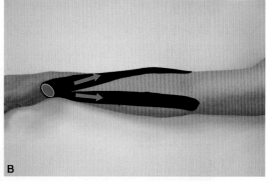

图 2-44　腕管综合征肌肉抑制贴扎示意图
A. I 形贴法；B. Y 形贴法

（1）放松肌肉

1）贴布形状：可根据患者体型选择 I 形或 Y 形贴布。

2）摆位：坐位，上肢置放在桌面，肘伸直，手掌向上。

3）操作：①I 形贴法，将锚用无拉力固定在掌根部，中部以自然拉力贴于前臂前群肌肉上，尾端以无拉力贴于肘关节下方内侧的屈腕肌群附着点，整体方向是由远及近，如图 2-44A 所示；②Y 形贴布，则 2 条尾分别贴于桡侧屈腕肌及尺侧屈腕肌附着点上，如图 2-44B 所示（ER2-38）。

ER2-38　腕管综合征肌肉抑制贴扎

（2）缓解疼痛

1）贴布形状：采用 I 形贴布。

2）摆位：选择前臂旋后、腕背伸体位。

3) 操作:贴布中间 1/3 区域以中度拉力固定在腕横纹中部(痛点),两侧的 1/3 分别用无拉力向两侧延伸贴上,如图 2-45 所示的黑色贴布。

3. 建议相关康复治疗

(1) 根据患者的症状需求,建议可配合下列的治疗,如支具制动、口服非甾体抗炎药、物理因子(红外线、高频等)、皮质类固醇激素注射等。

(2) 如出现神经损伤症状或者保守治疗效果不佳,则需考虑腕管松解术。

(3) 对于长期使用电脑的人群,因注意预防腕管综合征,使用鼠标垫和键盘垫,保证工作时腕部处于中立或屈曲放松位,长时间工作后做屈腕、环转等动作以便牵伸放松前臂屈肌,减轻腕管内压力。

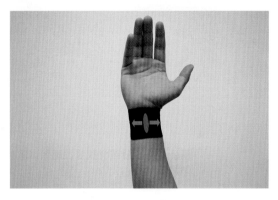

图 2-45 腕管综合征痛点空间提拉贴扎示意图

4. 注意事项 因为腕部皮肤不平,贴布应紧贴皮肤,避免出现皱褶或者空隙。

(四)桡骨茎突狭窄性腱鞘炎(妈妈手)

拇指反复过度用力使得拇长展肌、拇短伸肌肌腱与腕部桡骨茎突处的腱鞘反复摩擦,导致局部炎症、增生增厚。临床表现为局部压痛,拇指被动拉伸或抗阻时疼痛加重。

1. 贴扎目的 减缓疼痛、放松肌肉。

2. 贴扎方法

(1) 缓解疼痛:可采用空间提拉贴扎技术。

1) 贴布形状:采用 I 形贴布。

2) 摆位:选择不引起疼痛的情况下腕部尺偏位。

3) 操作:贴布中间 1/3 区域以最大拉力固定在桡骨茎突(痛点),两侧的 1/3 分别用无拉力向两侧延伸贴住,如图 2-46 所示。

(2) 放松肌肉:采用肌肉技术对其进行放松治疗。

1) 贴布形状:选择 I 形贴布,因手指较细,故贴布宽度为 2.5cm,即一半宽度合适。

2) 摆位:在无痛的情况下取腕部尺偏、拇指屈曲体位(皮肤为牵伸状态)。

3) 操作:将锚用无拉力固定在拇指远端指节,尾以自然拉力沿着拇长展肌、拇短伸肌走行从拇指背侧延伸至腕部上方后,向肱骨外上髁方向贴至桡、尺骨之间近肘关节处。整体方向是由远及近,如图 2-47 所示(ER2-39)。

3. 建议相关康复治疗

(1) 根据患者的症状需求,建议可配合下列治疗,如支具制动、口服非甾体抗炎药、物理因子(红外线、高频等)、皮质类固醇激素注射等。

(2) 对于高危人群,应注意长时间手

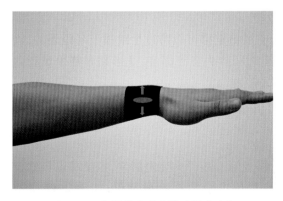

图 2-46 桡骨茎突狭窄性腱鞘炎空间提拉贴扎示意图

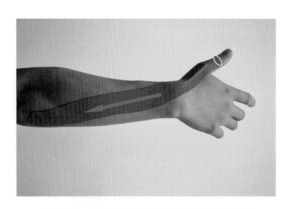

图 2-47　桡骨茎突狭窄性腱鞘炎肌肉抑制
贴扎示意图

ER2-39　桡骨茎突狭窄性腱鞘炎
空间提拉贴扎与肌肉抑制贴扎

部活动中,适当放松。

4. 注意事项

（1）需手部皮肤不平,贴布应紧贴皮肤,避免出现皱褶或者空隙。

（2）除了桡骨茎突狭窄性腱鞘炎外,其他各类狭窄性腱鞘炎,均可采取类似的贴扎治疗方法。

（五）蹈外翻

蹈外翻是常见足部畸形,表现为第 1 跖骨向内偏移,第 1、2 跖骨夹角增大。蹈趾向外偏移,第 1 跖骨头明显突起膨大。第 1 跖趾关节形成蹈囊炎,外侧关节囊挛缩及内侧关节囊松弛,严重时出现第 1 跖趾关节半脱位。患者常诉足趾的膨大畸形与疼痛,并造成平衡和行走困难。

1. 贴扎目的　促进循环,减轻肿胀,放松紧张的软组织和关节囊,引导肌肉和筋膜,改善感觉输入,纠正力线。

2. 贴扎方法

（1）不伴疼痛和旋前/旋后,可采取空间提拉贴扎和肌肉贴扎技术,促进循环,肌肉筋膜引导,改善感觉输入。

方法一:可采用肌肉贴扎技术。

1）贴布形状:选择 I 形贴布和 I 形镂空贴布。

2）摆位:仰卧,舒适体位,下肢伸直,踝中立位。

3）操作:I 形镂空贴布锚于足跟内侧缘,为使锚稳定也可以跨过足跟锚于足跟外侧,以自然拉力沿蹈展肌至蹈趾内侧缘,镂空处正对第 1 跖骨头突出部位。I 形贴布锚于足背内侧,以自然拉力至足弓中段,如图 2-48 所示（ER2-40）。

方法二:空间提拉和肌肉贴扎技术。

1）贴布形状:选择 X 形贴布和 Y 形贴布。

2）摆位:仰卧,舒适体位,下肢伸直,踝中立位。

3）操作:采用 X 形贴布,中间以最大拉力锚于第 1 跖骨头突出部位,各尾端以自然拉力延展。Y 形贴布锚于蹈趾近端内侧缘,以自然拉力沿蹈展肌至足跟,如图 2-49 所示（ER2-41）。

方法三:淋巴贴扎和肌肉贴扎技术。

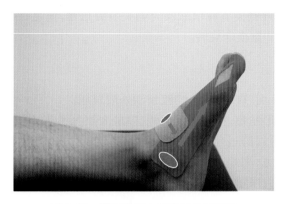

图 2-48　蹬外翻肌肉促进贴扎示意图

ER2-40　蹬外翻肌肉
促进贴扎

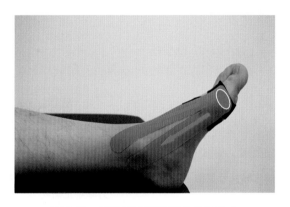

图 2-49　蹬外翻空间提拉贴扎与肌肉
促进贴扎示意图

ER2-41　蹬外翻空间提拉
贴扎与肌肉促进贴扎

1）贴布形状：选择灯笼形贴布和 Y 形贴布。

2）摆位：仰卧，舒适体位，下肢伸直，踝中立位。

3）操作：灯笼形贴布，中间施加中度拉力包覆蹬囊，两端分别固定于蹬趾背面与跖面。Y 形贴布锚于蹬趾近端内侧缘，以自然拉力沿蹬展肌至足跟，如图 2-50 所示（ER2-42）。

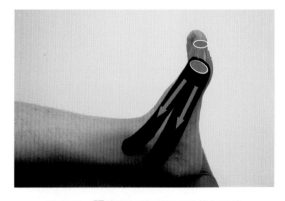

图 2-50　蹬外翻灯笼形淋巴贴扎与肌肉
促进贴扎示意图

ER2-42　蹬外翻灯笼形淋巴
贴扎与肌肉促进贴扎

（2）采用力学矫正贴扎技术改变外侧关节囊挛缩及内侧关节囊松弛,前足横弓减弱或消失,前足增宽,促进踇趾的根部向第 2 趾横向旋转。

方法一:力学矫正贴扎技术 A。

1）贴布形状:选择 I 形贴布。

2）摆位:仰卧屈髋屈膝,足放于床面,踝中立位,踇趾被动外展背屈。

3）操作:第一条采用 2.5cm 的 I 形贴布,锚于踇趾内侧,以最大拉力手动经过大踇趾沿足内侧缘至足跟内侧缘,为使锚稳定可以跨过足跟锚于足跟外侧。第二条 I 形贴布锚于足跖内侧下方以中度拉力至足跖外侧下方,末端不施加拉力。如果一层 I 形贴布不足以矫正踇外翻,可以在第一条 I 形贴布的基础上再加一条 I 形贴布加强矫正,如图 2-51 所示(ER2-43)。

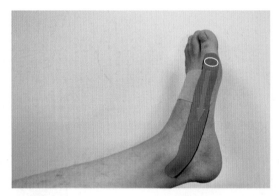

图 2-51　踇外翻力学并内侧弓矫正贴扎示意图　　　　　ER2-43　踇外翻并内侧弓
力学矫正贴扎

方法二:力学矫正贴扎技术 B。

1）贴布形状:选择 2.5cm 的 I 形贴布。

2）摆位:仰卧,舒适体位,下肢伸直,踝中立位,踇趾被动外展背屈。

3）操作:采用 2.5cm 的 I 形贴布,以最大拉力自踇趾外侧远端绕过踇趾在踇囊处交叉分别至足跖内侧背面和跖面,末端均不施加拉力,如图 2-52 所示(ER2-44)。

（3）若有旋前,采用力学矫正技术矫正踇趾旋前。

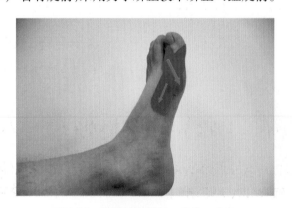

图 2-52　踇外翻力学矫正贴扎示意图　　　　　ER2-44　踇外翻力学
矫正贴扎

1）贴布形状：选择 2.5cm 的 I 形贴布。

2）摆位：仰卧，舒适体位，下肢伸直，踝中立位，姆趾被动外展旋后。

3）操作：在力学矫正贴扎技术的基础上，增加 2.5cm 的 I 形贴布，锚于姆趾远端内侧面以最大拉力绕姆趾两圈至足跖内侧下方，末端不施加拉力。为防止摩擦导致贴布的固定不良，建议尾端绕到足背外侧，如图 2-53 所示（ER2-45）。

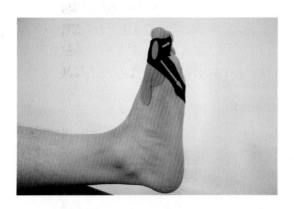

图 2-53　姆外翻旋前力学矫正贴扎示意图　　　　ER2-45　姆外翻旋前力学矫正贴扎

（4）伴扁平足，在力学矫正贴扎技术的基础上采用 I 形贴布空间提拉贴扎或肌肉贴扎技术。

1）贴布形状：选择 I 形贴布。

2）摆位：俯卧，屈膝 90°，足趾背屈。

3）操作：沿足弓以最大拉力拉开，两端不施加拉力分别固定于足跟和姆趾远端下方，如图 2-54 所示（ER2-46）。

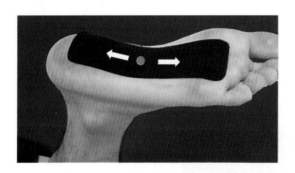

图 2-54　姆外翻空间提拉贴扎示意图　　　　ER2-46　姆外翻空间提拉贴扎

（5）肌内效贴贴扎后无明显矫正效果，贴扎后增加姆外翻矫正器辅助矫正，如图 2-55 所示。

3. 建议相关康复治疗　可配合物理因子、自我牵伸、关节活动度训练、关节松动术、体外冲击波、姆外翻矫正器、穿五趾鞋以及截骨手术等治疗。

4. 注意事项

（1）力学矫正贴扎技术使姆趾处于被动外展无旋转位，如果伴有内旋/外旋，将姆趾摆

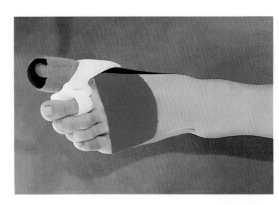

图2-55　踇外翻力学矫正合并辅助矫正器贴扎示意图

在外旋/内旋位进行贴扎。

（2）对于肌内效贴矫正效果不明显的，可以将肌内效贴换成治疗性贴扎，以取得更大的矫正力量，但要注意贴扎的时间限制，以防止过敏和拉力性损伤，或者贴扎后增加踇外翻矫正器辅助矫正。

（3）重度踇外翻，专家建议手术进行矫正。

（六）足底筋膜炎

足底筋膜炎是足弓结构或力学异常引起足底筋膜跟骨止点的反复微损伤及退变，常与跟骨骨刺并发，引起足底部疼痛、肿胀等。临床表现为晨起下地或休息一段时间后走路时疼痛，继续行走后疼痛常好转，但是当长时间或剧烈活动后疼痛会再次发生。疼痛部位为跖腱膜、足底筋膜跟骨的起点和跟骨内侧结节处，有的伴有小腿三头肌紧张，前足变宽，足旋前、足旋后等。

1. 贴扎目的　促进循环，减轻疼痛，消除肿胀，促进感觉输入，维持和强化踝关节周围肌肉平衡，矫正异常足弓。

2. 贴扎方法

（1）仅表现为足底疼痛，采用淋巴贴扎。伴有足跟疼痛，先进行淋巴贴扎再行痛点提拉贴扎。

1）贴布形状：选择爪形贴布和X形贴布。

2）摆位：俯卧位，舒适体位，足置于床外。

3）操作：采用X形贴布，中间以最大拉力锚于足底筋膜跟骨的起点，各尾端以自然拉力延展。爪形贴布锚于跟骨，以自然拉力沿足底向跖趾关节远端延展，如图2-56所示（ER2-47）。

（2）如果伴有小腿三头肌紧张，行小腿肌肉贴扎。

1）贴布形状：选择Y形贴布。

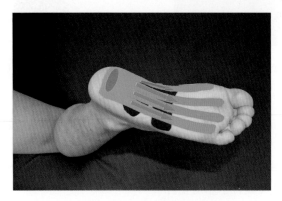

图2-56　足底筋膜炎痛点空间提拉合并淋巴贴扎示意图

ER2-47　足底筋膜炎痛点空间提拉合并淋巴贴扎

2）摆位:俯卧位,舒适体位,足置于床外。

3）操作:Y形贴布锚于跟骨底部及跟腱附着处,以自然拉力沿跟腱向上到腓肠肌肌腹下端,分开后以自然拉力分别沿腓肠肌外侧头和内侧头至股骨外上髁和股骨内上髁(先贴外侧后贴内侧),如图2-57所示(ER2-48)。

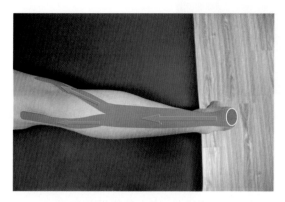

图2-57 足底筋膜炎小腿肌肉抑制贴扎示意图　　　　ER2-48 足底筋膜炎小腿肌肉抑制贴扎

（3）如果伴有扁平足和前足变宽,采用矫正贴扎技术加以矫正。

1）贴布形状:选择2条I形贴布。

2）摆位:仰卧位,舒适体位,下肢伸直,足微跖屈内翻。

3）操作:第一条锚于外踝上,以中度拉力经过足底止于足弓背侧,末端不施加拉力。足摆于中立位,第二条以中度拉力沿前足背侧,至前足跖侧的内外侧面,如图2-58所示(ER2-49)。

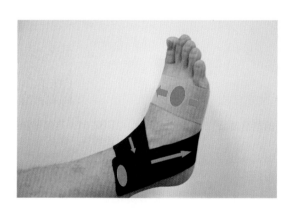

图2-58 足底筋膜炎矫正贴扎示意图　　　　ER2-49 足底筋膜炎矫正贴扎

（4）如果伴有足旋前(当踝关节背伸时,距下关节外翻、前足外旋,足外侧缘抬高内侧缘降低,足尖朝外称为旋前),在以上技术的基础上,采用矫正贴扎技术。

方法一:外踝贴法

1）贴布形状:选择I形贴布。

2）摆位:仰卧位,舒适体位,下肢伸直,足置于床外,中立位微跖屈内翻。

3）操作:锚于足背外侧,以中度拉力经过足底斜向上穿过外踝绕到内侧止于胫骨前嵴,末端不施加拉力,如图2-59所示(ER2-50)。

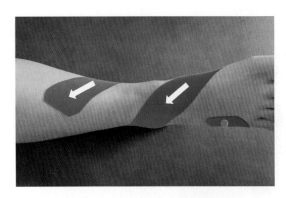

图 2-59　足底筋膜炎外踝的旋前矫正
贴扎示意图

ER2-50　足底筋膜炎外踝的
旋前矫正贴扎

方法二:内踝贴法

1）贴布形状:选择 I 形贴布。

2）摆位:仰卧位,舒适体位,下肢伸直,足置于床外,中立位微跖屈内翻。

3）操作:锚于外踝上,以中度拉力过足跟止于内踝上,末端不施加拉力,如图 2-60 所示（ER2-51）。

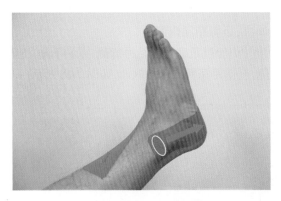

图 2-60　足底筋膜炎内踝的旋前矫正
贴扎示意图

ER2-51　足底筋膜炎内踝的
旋前矫正贴扎

（5）如果伴有足旋后（当踝关节跖屈时,距下关节内翻、前足内旋,足内侧缘抬高外侧缘降低,足尖朝内称为足的旋后）,在以上技术的基础上,采用矫正贴扎技术。

方法一:内踝贴法

1）贴布形状:选择 I 形贴布。

2）摆位:仰卧位,舒适体位,下肢伸直,足置于床外,中立位踝背屈外翻。

3）操作:锚于足背内侧,以中度拉力经过足底斜向上穿过内踝绕到外侧止于胫骨前嵴,末端不施加拉力,如图 2-61 所示（ER2-52）。

方法二:外踝贴法

1）贴布形状:选择 I 形贴布。

2）摆位:仰卧位,舒适体位,下肢伸直,足置于床外,中立位踝背屈外翻。

3）操作:锚于内踝上,过足跟止于外踝上,末端不施加拉力,如图 2-62 所示（ER2-53）。

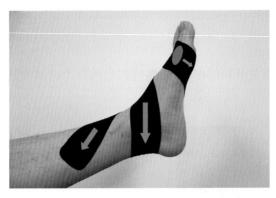

图 2-61 足底筋膜炎内踝的旋后矫正
贴扎示意图

ER2-52 足底筋膜炎内踝的
旋后矫正贴扎

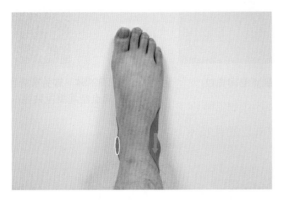

图 2-62 足底筋膜炎外踝的旋后矫正
贴扎示意图

ER2-53 足底筋膜炎外踝的
旋后矫正贴扎

3. 建议相关康复治疗

（1）依照患者的症状需求，建议可配合下列康复治疗，如筋膜松解术、肌肉拉伸、运动疗法、中药熏洗、冲击波治疗、封闭注射、足底筋膜切开术等，其他如更换鞋子、矫形垫矫正。

（2）如果体重过大建议适当减肥。

4. 注意事项

（1）贴扎后如果动作引起疼痛或者足旋前旋后加重，则必须调整贴扎方向和力度。

（2）如果治疗超过 3 个月，而患者的疼痛仍没有变化，美国足踝外科学会建议采用手术治疗。

（七）膝关节骨性关节炎

膝关节骨性关节炎是一种慢性、骨关节疾患。该病发病缓慢，多发于中老年人，常见于中老年肥胖妇女。该病可造成膝关节疼痛、肿胀、畸形、周围肌肉萎缩和关节活动受限，进而影响膝关节功能。膝关节慢性疼痛引发的关节源性肌肉抑制又进一步加重了膝关节不稳。

1. 贴扎目的 膝关节出现局部疼痛、肿胀应采用 X 形痛点空间提拉贴扎和(或)爪形消肿的贴扎技术。如伴随膝关节稳定性下降，则应进一步检查，确定是否出现股四头肌肌力不足，尤其是股直肌；是否出现腘绳肌肌张力增高，如出现上述情况还需针对相应的问题适当增加不同的贴扎方法。

2. 贴扎方法

（1）如有明显的痛点,针对痛点的地方采取痛点空间提拉贴扎技术。

1）贴布形状:选择 X 形贴布。

2）摆位:舒适坐位,膝关节自然屈曲。

3）操作:贴布中间为锚,固定于膝关节局部疼痛点,各尾以自然拉力向四周延展,抚平贴布,如图 2-63 所示(ER2-54)。

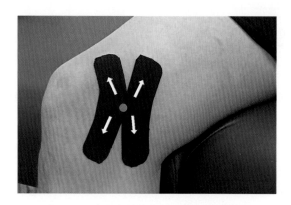

图 2-63　膝关节骨性关节炎痛点空间提拉
贴扎示意图

ER2-54　膝关节骨性关节炎
痛点空间提拉贴扎

（2）如有肿胀,针对肿胀部位采取淋巴贴扎技术。

1）贴布形状:选择爪形贴布。

2）摆位:站立位,膝关节自然伸直。

3）操作:共 2 条,锚分别固定于膝关节股骨内、外侧髁上方,以肿胀处为中心,各尾以自然拉力向下延展,包覆肿胀部位,抚平贴布,如图 2-64 所示(ER2-55)。

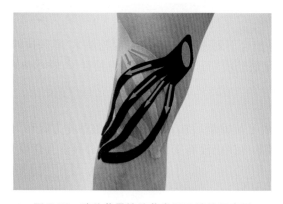

图 2-64　膝关节骨性关节炎淋巴贴扎示意图

ER2-55　膝关节骨性
关节炎淋巴贴扎

（3）如仅有肌力下降,则采取肌肉贴扎技术,促进功能恢复。

1）贴布形状:选择 Y 形贴布。

2）摆位:仰卧位,大腿置于床边,膝关节自然下垂。

3）操作:锚固定于大腿前方中上部,沿股直肌肌肉起、止点方向,以自然拉力向下延展,两尾沿髌骨内、外侧缘包绕髌骨,抚平贴布,如图 2-65 所示。视频可以参考"ER2-64　股直肌肌肉促进贴扎"。

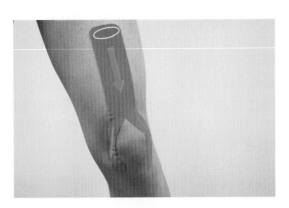

图 2-65 膝关节骨性关节炎股直肌肌肉促进贴扎示意图

（4）如有肌张力增高，则采取肌肉贴扎技术，促进功能恢复。

1）贴布形状：选择 I 形贴布。

2）摆位：俯卧位，抬高臀部，膝关节自然伸直。

3）操作：共 2 条，锚分别固定于腘窝的内、外侧部，以自然拉力或中度拉力向坐骨结节处延展，抚平贴布，如图 2-66 所示（ER2-56）。

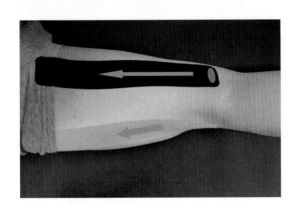

图 2-66 腘绳肌肌肉抑制贴扎示意图

ER2-56 腘绳肌肌肉
抑制贴扎

3. 建议相关康复治疗

（1）根据患者的症状需求，建议可配合下列康复治疗，如关节松动术、肌肉力量训练以及物理因子疗法。

（2）康复治疗推荐参考 2013 年美国骨科医师协会（AAOS）《膝关节骨关节炎循证医学指南》（第 2 版）。在指南中强烈推荐对于症状性膝关节骨关节炎患者，建议参与自我管理项目，包括力量训练、低强度有氧运动、神经肌肉训练和参与与国家指南一致的体力活动；口服或局部使用非甾体抗炎药或曲马多；不建议使用氨基葡萄糖和软骨素及使用透明质酸。中度推荐对于症状性膝关节骨关节炎患者，如果体重指数超过 $25kg/m^2$，建议减肥。

4. 注意事项　如患者需贴扎的内容较多，贴扎由内而外的顺序一般是应先进行爪形消肿的淋巴贴扎，再采用肌肉贴扎技术，最后使用痛点空间提拉贴扎。

（八）膝关节软组织损伤

膝关节软组织包含关节周围的肌肉、肌腱、侧副韧带、交叉韧带及关节软骨等。这些软组织对膝关节的静态稳定和动态稳定都起着重要作用。一旦发生损伤,会造成局部疼痛、肿胀及功能活动障碍。本部分主要介绍日常生活中发病率较高的内侧副韧带损伤和前交叉韧带损伤的贴扎技术。

内侧副韧带损伤的贴扎

1. 贴扎目的　损伤急性期,膝关节内侧有局部疼痛及肿胀,应采用 X 形痛点空间提拉贴扎和爪形消肿贴扎技术。同时应进行外翻应力试验,观察膝关节稳定性,如出现稳定性下降,则应增加力学矫正贴扎技术。

2. 贴扎方法

（1）针对局部疼痛的贴扎技术

1）贴布形状:选择 X 形贴布。

2）摆位:舒适坐位,膝关节自然下垂。

3）操作:贴布中间为锚,固定于膝关节内侧局部疼痛点,各尾以自然拉力向四周延展,抚平贴布,如图 2-67 所示。视频可以参考"ER2-54　膝关节骨性关节炎痛点空间提拉贴扎"。

（2）针对局部肿胀的贴扎技术

1）贴布形状:选择爪形贴布。

2）摆位:站立位,膝关节自然伸直。

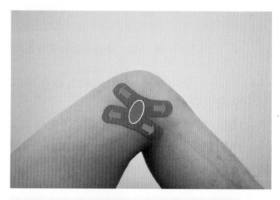

图 2-67　膝关节内侧副韧带损伤痛点空间提拉贴扎示意图

3）操作:共 2 条,锚分别固定于膝关节股骨内侧髁上方,以肿胀处为中心,各尾以自然拉力向下延展,包覆肿胀部位,抚平贴布,如图 2-68 所示。视频可以参考"ER2-55　膝关节骨性关节炎淋巴贴扎"。

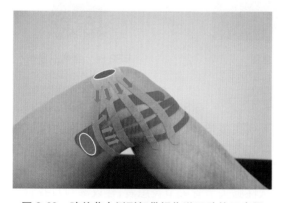

图 2-68　膝关节内侧副韧带损伤淋巴贴扎示意图

（3）如有膝关节稳定性下降,采取力学矫正贴扎技术

1）贴布形状:选择 Y 形贴布。

2）摆位:仰卧位,膝关节完全屈曲。

3）操作:锚固定于胫骨粗隆部分,未剪开的部分以最大拉力贴扎,Y 形分叉部分以中度拉力向膝关节内上方延展,抚平贴布,如图 2-69 所示(ER2-57)。

3. 建议相关康复治疗　根据患者的症状需求,建议可配合下列康复治疗,如肌肉力量训练、关节松动术以及物理因子疗法。

4. 注意事项

（1）韧带损伤痛点空间提拉贴扎锚点先拉中度拉力,其余部分不施予拉力。

（2）贴扎完成后,贴布不可影响髌骨的正常活动。

前交叉韧带损伤的贴扎

1. 贴扎目的　损伤急性期,膝关节出现局部疼痛及肿胀,应采取爪形消肿贴扎技术。

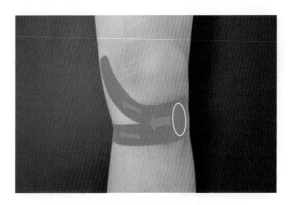

图 2-69　膝关节内侧副韧带损伤力学矫正
贴扎示意图

ER2-57　膝关节内侧副韧带
损伤力学矫正贴扎

同时应进行前抽屉试验,观察膝关节稳定性,如关节稳定性下降,可增加力学矫正贴扎技术。

2. 贴扎方法

（1）针对局部疼痛及肿胀的贴扎技术

1）贴布形状:选择爪形贴布。

2）摆位:站立位,膝关节自然伸直。

3）操作:共 2 条,锚分别固定于膝关节股骨内、外侧髁下方,以肿胀处为中心,各尾以自然拉力向下延展,包覆肿胀部位,抚平贴布,如图 2-70 所示(ER2-58)。

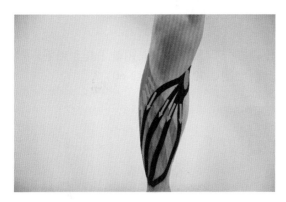

图 2-70　膝关节前交叉韧带损伤淋巴
贴扎示意图

ER2-58　膝关节前交叉
韧带损伤淋巴贴扎

（2）如有膝关节稳定性下降,采取力学矫正贴扎技术

1）贴布形状:选择 I 形贴布。

2）摆位:仰卧位,膝关节屈曲 30°。

3）操作:贴布中间撕开,锚以最大张力固定于胫骨粗隆处,上缘位于髌骨下缘,两尾以中度拉力延展包覆于膝关节内、外侧上方,抚平贴布,如图 2-71 所示(ER2-59)。

3. 建议相关康复治疗　可配合关节松动术、肌肉力量训练、膝关节稳定性训练以及物理因子疗法。

4. 注意事项

（1）爪形贴布各尾以自然拉力延展,可包覆膝关节。

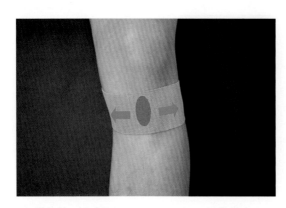

图 2-71　膝关节前交叉韧带损伤力学矫正
贴扎示意图

ER2-59　膝关节前交叉韧带
损伤力学矫正贴扎

（2）爪形贴布锚点及 I 形贴布贴扎完成后，贴布不可影响髌骨的正常活动。

（九）肩袖损伤

肩袖由冈上肌、冈下肌、小圆肌、肩胛下肌的肌腱组成，其环绕肱骨头的上端，可将肱骨头纳入关节盂内，使关节稳定，协助肩关节外展，且有旋转功能。冈上肌肌腱行经喙肩弓，从解剖结构和承受的机械应力来看，该处为肩袖易发生损伤的部位。

1. 贴扎目的　缓解局部症状，松弛肌肉紧绷，增加肩关节的动态稳定。

2. 贴扎技巧

（1）如有明显的痛点，则采取空间提拉贴扎技术

1）贴布形状：选择 X 形贴布。

2）摆位：坐位，肩自然下垂，内旋位，屈肘 90°，前臂旋前，用健手托着患手。

3）操作：中间痛点为锚，向两端延展，如图 2-72 所示（ER2-60）。

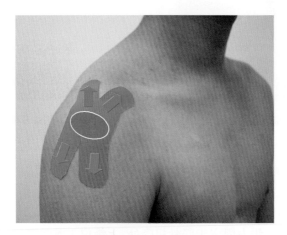

图 2-72　肩袖损伤痛点空间提拉贴扎示意图

ER2-60　肩袖损伤痛点
空间提拉贴扎

（2）放松冈上肌，采取肌肉抑制贴扎技术

1）贴布形状：选择 I 形贴布。

2）摆位：坐位，肩自然下垂，内旋位，屈肘 90°，前臂旋前，用健手托着患手。

3）操作：自然拉力，以肱骨大结节为锚，沿冈上肌延展止于肩胛骨冈上窝，如图 2-73 所示（ER2-61）。

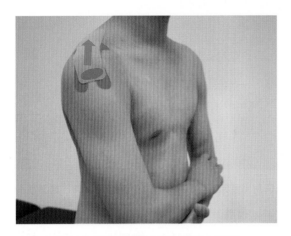

图 2-73　冈上肌肌肉抑制贴扎示意图

ER2-61　冈上肌肌肉
抑制贴扎

（3）稳定肩关节、改善局部循环

1）贴布形状：采用灯笼形贴布。

2）摆位：坐位，肩自然下垂，内旋位，屈肘 90°，前臂旋前，用健手托着患手。

3）操作：以中度拉力沿上臂纵轴固定包覆盂肱关节，两端分别固定于锁骨中段上方和三角肌粗隆下方；另一条贴布沿矢状面方向，中间包覆肩峰周围，两端分别固定于胸与背部，如图 2-74 所示（ER2-62）。

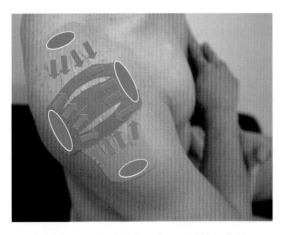

图 2-74　稳定肩关节肌肉促进贴扎示意图

ER2-62　稳定肩关节肌肉
促进贴扎

（4）放松冈下肌和小圆肌

1）贴布形状：采用 Y 形贴布。

2）摆位：坐位，肩自然下垂，内旋位，屈肘 90°，前臂旋前，用健手托着患手。

3）操作：以肱骨大结节为锚，用自然拉力分别向肩胛骨冈下窝方向和肩胛骨外侧缘上部方向贴起，如图 2-75 所示（ER2-63）。

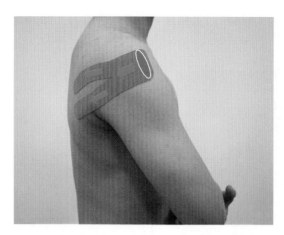

图 2-75　冈下肌与小圆肌肌肉抑制贴扎示意图

ER2-63　冈下肌与小圆肌
肌肉抑制贴扎

3. 建议相关康复治疗　可配合休息、制动、肩部辅具、物理因子疗法、关节松动术、主动/被动关节活动度运动等治疗。

4. 注意事项　所有治疗都以不影响肌腱修复为前提,在不影响损伤修复的前提下开始肩关节的功能锻炼,恢复或保持肩关节活动度和肌肉力量。

（十）髌股关节疼痛综合征

髌股关节疼痛常由于髌骨软骨退变或损伤、髌股关节运行轨迹异常而引发。髌股关节运行轨迹异常可以是因为髌骨或股骨髁发育不良,也可以是继发于膝关节的慢性疼痛导致的肌肉萎缩和软组织失衡。髌股关节疼痛综合征好发于运动员及体力劳动者,大多数患者有长期反复的膝部劳损或外伤史。其临床特点为膝关节负重屈曲时,膝部出现疼痛和摩擦音。早期表现为膝前酸痛或在大量运动后感觉膝关节疲劳、无力及酸痛,经休息或可好转。后期随病情加重,疼痛在髌骨深面最明显,疼痛与膝关节活动明显相关,尤其是在下蹲和上、下楼梯时最为明显。

1. 贴扎目的　贴扎时应以改善髌骨运动轨迹、增强感觉输入,促进肌肉收缩为主。促进肌肉收缩,以促进股直肌与股内侧肌为主要目的,则采用肌肉促进贴扎技术;如伴随膝关节髌骨外移,应采用力学矫正贴扎技术;此外,还应确定是否出现阔筋膜张肌及髂胫束张力增高。

2. 贴扎方法

（1）针对股直肌肌力不足采取肌肉贴扎技术

1）贴布形状:选择 Y 形贴布。

2）摆位:仰卧位,大腿置于床边,膝关节自然屈曲。

3）操作:锚固定于大腿前方中上部,沿股直肌肌肉起、止点方向,以自然拉力向下延展,两尾沿髌骨内、外侧缘包绕髌骨,抚平贴布,如图 2-76 所示(ER2-64)。

（2）针对股内侧肌肌力不足采取肌肉贴扎技术

1）贴布形状:选择 Y 形贴布。

2）摆位:仰卧位,膝关节微屈曲、髋关节外展。

3）操作:锚固定于大腿内侧中下部,以自然拉力向下延展至髌骨内上缘,两尾不可包覆髌骨,抚平贴布,如图 2-77 所示(ER2-65)。

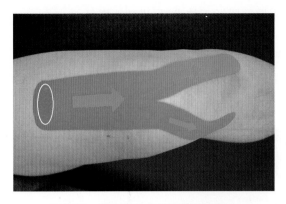

图 2-76 股直肌肌肉促进贴扎示意图

ER2-64 股直肌肌肉
促进贴扎

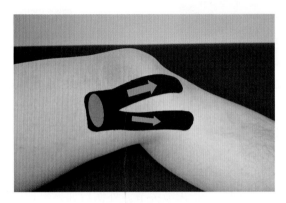

图 2-77 股内侧肌肌肉促进贴扎示意图

ER2-65 股内侧肌肌肉
促进贴扎

（3）如有髌骨外移,采取力学矫正贴扎技术

1）贴布形状:选择 Y 形贴布。

2）摆位:仰卧位,膝关节屈曲 90°。

3）操作:锚固定于膝关节内侧,两尾以中度拉力向外延展,沿髌骨上、下缘包绕髌骨,抚平贴布,如图 2-78 所示(ER2-66)。

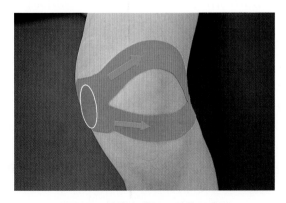

图 2-78 髌骨力学矫正贴扎示意图

ER2-66 髌骨力学
矫正贴扎

（4）如有大腿外侧张力增高，则采取筋膜矫正技术，促进功能恢复

1）贴布形状：选择 Y 形贴布。

2）摆位：侧卧位，膝关节屈曲，髋关节稍后伸、内收。

3）操作：3 条贴布，锚分别固定于大腿外、内侧，两尾以自然拉力横跨髂胫束，抚平贴布，如图 2-79 所示（ER2-67）。

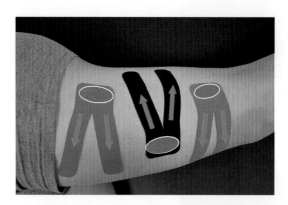

图 2-79　大腿外侧筋膜矫正贴扎示意图

ER2-67　大腿外侧筋膜矫正贴扎

3. 建议相关康复治疗　可配合肌肉力量训练、关节松动术以及物理因子疗法。

4. 注意事项　贴扎完成后，贴布不可影响髌骨的正常活动。

（十一）手指挫伤

手指挫伤在生活或运动中十分常见，特别是手指末节关节。外伤后如果出现明显肿胀、压痛，需要到医院检查排除手指的骨折、指间关节半脱位和肌腱损伤。

1. 贴扎目的　手指挫伤后指间关节不稳定，伴疼痛肿胀时。

2. 贴扎方法

（1）稳定关节：采用韧带技术稳定受损的指间关节

1）贴布形状：选择 2 条 I 形贴布。

2）摆位：自然摆位。

3）操作：因手指较细，故将贴布剪裁为原宽度的 1/4，即 1.25cm 左右。贴布中间 1/3 区域以最大拉力贴于受损的指间关节两侧的侧副韧带处，头尾的 1/3 分别用无拉力向两侧延伸贴住，如图 2-80 所示（ER2-68）。

（2）稳定关节：采用韧带技术稳定受损的指间关节。

1）贴布形状：选择 2 条 I 形贴布。

2）摆位：自然摆位。

3）操作：可在内外侧继续贴 2 条 I 形贴布（宽度依然为 1.25cm 左右），中间 1/3 以最大拉力，同之前的沿手指方向的贴布呈 45°固定于受损关节囊外侧。头尾为无拉力，如图 2-81 所示（ER2-69）。

（3）放松肌肉：因患者常存在拇长展肌、拇短伸肌的紧张，故采用肌肉技术对其进行放松治疗。

1）贴布形状：选择 I 形贴布。

2）摆位：在无痛的情况下取腕部尺偏、拇指屈曲体位（皮肤为牵伸状态）。

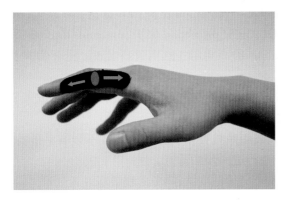

图 2-80 手指挫伤（纵向、斜向）韧带贴扎与肌肉抑制示意图

ER2-68 手指挫伤（纵向、斜向）韧带贴扎与肌肉抑制

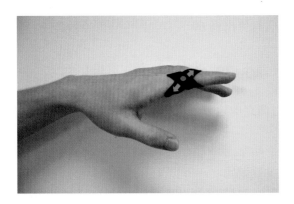

图 2-81 手指挫伤斜向韧带贴扎示意图

ER2-69 手指挫伤斜向韧带贴扎

3）操作：因手指较细，故贴布宽度为 2.5cm，即一半宽度合适。将锚用无拉力固定在手指远端指节，尾部以自然拉力沿着拇长展肌、拇短伸肌走行从拇指背侧延伸至腕部上方后，朝着肱骨外上髁方向贴至桡、尺骨之间近肘关节处。整体方向是由远及近，如图 2-82 所示（ER2-70）。

3. 建议相关康复治疗

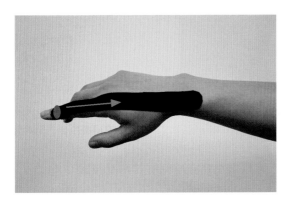

图 2-82 手指挫伤肌肉抑制贴扎示意图

ER2-70 手指挫伤肌肉抑制贴扎

（1）手指挫伤后，应及早遵循"PRICE"（protection 保护；rest 休息；ice 冰敷；compression 加压包扎；elevation 抬高患肢）或"POLICE"（protection 保护；optimum loading 适度负重；ice 冰敷；compression 加压包扎；elevation 抬高患肢）原则进行处理，配合物理因子效果较好。

（2）部分患者指间关节侧副韧带损伤有可能在休息和治疗复位后，仍造成关节不稳定，易再次出现脱位，形成慢性肿痛，影响手部功能。

（3）对于这种慢性关节不稳，可以采用贴扎技术，固定关节，且不影响手指的活动。此外，若经保守治疗 3~4 周仍不好转，应进行进一步的检查。

4. 注意事项　需手部皮肤不平，贴布应紧贴皮肤，避免出现皱褶或者空隙。

（十二）肩撞击综合征

肩峰下间隙中有冈上肌肌腱、肱二头肌长头肌腱、肩峰下滑囊和盂肱关节囊的上部，当肩峰下间隙发生狭窄时，肱骨头的运动可以造成肩峰下组织的挤压引发疼痛。疼痛位于肩峰周围，并可放射到上臂，在肩关节外展时可出现 60°~120° 的疼痛弧，可以伴有肩关节活动受限。

1. 贴扎时机　减轻疼痛，改善局部循环，促进感觉输入，稳定肩核心。

2. 贴扎技巧

（1）症状如有明显的痛点，则针对痛点的地方采取 X 形贴布痛点贴扎或空间提拉贴扎技术，并采取肌肉贴扎技术。

1）贴布形状：选择 X 形贴布和 I 形贴布。

2）摆位：坐位，上肢自然下垂，肘关节微屈。

3）操作：X 形贴布以最大拉力锚于痛点，各尾端以自然拉力延展。I 形贴布锚于肱骨大结节上部，尾端沿冈上肌延展至肩胛冈上窝，如图 2-83 所示（ER2-71）。

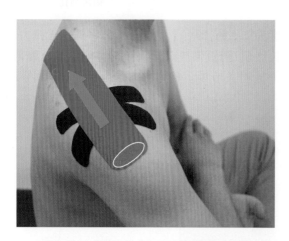

图 2-83　肩撞击综合征痛点空间提拉合并肌肉促进贴扎示意图

ER2-71　肩撞击综合征痛点空间提拉合并肌肉促进贴扎

（2）若症状并无缓解或缓解较少，可以再加痛点空间提拉贴扎技术。

1）贴布形状：选择灯笼形贴布和 I 形贴布。

2）摆位：坐位，上肢自然下垂，肘关节微屈。

3）操作：灯笼形贴布以中度拉力沿上臂纵轴包覆盂肱关节，尾端分别固定于肩胛骨内上角和三角肌粗隆下方。另取 2 条 I 形贴布,分别位于肩峰上和肩峰下,均以中度拉力分别固定于胸部和背部,2 条贴布包覆肩峰周围,如图 2-84 所示(ER2-72)。

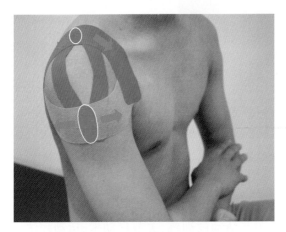

图 2-84　肩撞击综合征第二次痛点空间
提拉贴扎示意图

ER2-72　肩撞击综合征第
二次痛点空间提拉贴扎

（3）如果症状伴随前锯肌和斜方肌下束无力,出现翼状肩胛,可运用肌肉贴扎技术或力学矫正贴扎技术,促进肌肉收缩。

1）贴布形状:选择 I 形贴布。

2）摆位:坐位,扩胸肩胛骨内收,上肢自然下垂,肘关节微屈。

3）操作:以最大拉力贴于菱形肌位置,两端分别锚于肩胛骨内侧缘和上位胸椎棘突,如图 2-85 所示(ER2-73)。

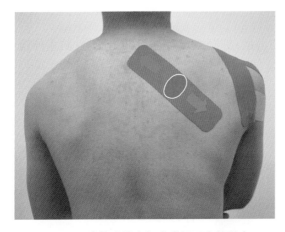

图 2-85　肩撞击综合征力学矫正合并肌肉
促进贴扎示意图

ER2-73　肩撞击综合征力学
矫正合并肌肉促进贴扎

（4）如果肩关节在内收位向前屈和内旋,出现疼痛,将会伴胸大肌的紧张,可采用肌肉贴扎技术放松胸大肌。

1）贴布形状:选择 Y 形贴布。

2）摆位:坐位,肩关节外展外旋位。

3）操作:锚于肩胛冈下方,以自然拉力经过肩峰在锁骨外下分开,沿胸大肌肌腹分别止

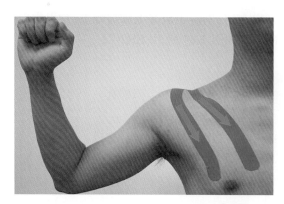

图 2-86　肩撞击综合征胸大肌肌肉抑制
贴扎示意图

ER2-74　肩撞击综合征
胸大肌肌肉抑制贴扎

于胸骨和胸大肌肌腹内侧缘,如图 2-86 所示(ER2-74)。

3. 建议相关康复治疗　可配合如关节活动度训练、关节松动术、运动疗法、冲击波治疗、物理因子疗法等。如果效果不佳建议行封闭注射、肩峰成形术。

4. 注意事项　贴扎后如果动作引起疼痛,则必须调整贴扎方向和力度。更改贴扎方案后几次仍不见好转,建议磁共振成像(MRI)或超声检查确定是否需要微创手术治疗。

（胡翔　王磊　王刚　刘琦　高海军）

三、运动损伤

（一）肱骨外上髁炎

俗称网球肘,是由于起点在肱骨外上髁的前臂后群的浅层肌肉反复的向心运动或离心抗阻运动,致使肱骨外上髁肌腱附着处发生急慢性损伤、炎症、变性甚至钙化。贴扎时机为静止痛、运动时疼痛或者预防性使用。

1. 贴扎目的　有利于局部炎症的消散;抑制或促进伸腕伸指肌群;防止伸腕伸指肌群离心抗阻运动时对近端附着处的牵拉。

2. 贴扎技巧

（1）痛点贴扎

1）贴布形状:I 形或 X 形贴布。

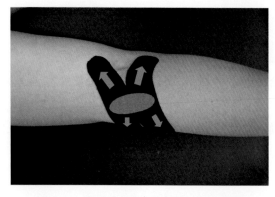

图 2-87　网球肘痛点空间提拉贴扎示意图

2）摆位:肘微屈手心向下。

3）操作:用空间提拉贴扎,中间以中度拉力横向贴扎于痛点,两端自然延伸,如图 2-87 所示。

（2）肌肉贴扎

1）贴布形状:I 形或 Y 形贴布。

2）摆位:伸肘屈腕前臂旋前位。

3）操作:将锚点固定于腕关节远端,自然拉力,尾端向肱骨外上髁延伸,如图 2-88 所示(ER2-75)。

（3）减轻肱骨外上髁附着点的牵拉

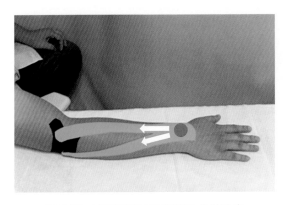

图 2-88 网球肘痛点空间提拉合并肌肉
抑制贴扎示意图

ER2-75 网球肘痛点空间
提拉合并肌肉抑制贴扎

1）贴布形状：I 形贴布。

2）摆位：肘微屈且屈腕，前臂旋前手心向下摆位。

3）操作：于前臂上 1/3 处，锚在后外侧，自然拉力横向贴扎，尾端在内侧，如图 2-89 所示（ER2-76）。

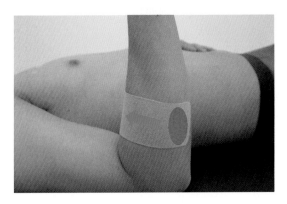

图 2-89 网球肘横向肌肉贴扎示意图

ER2-76 网球肘横向
肌肉贴扎

（4）肌肉促进贴扎

1）贴布形状：I 形贴布。

2）摆位：微屈肘旋前手心向下屈腕摆位。

3）操作：将锚点固定于肱骨外上髁痛点，自然拉力，尾端向指伸肌或腕屈肌的远端延伸，如图 2-90 所示（ER2-77）。

3. 建议相关康复治疗　局部休息是治疗的重点，嘱患者避免引发疼痛的动作数周。局部可以配合物理治疗、冲击波治疗、肌肉牵伸运动以及使用肘带。

4. 注意事项　肱骨外上髁炎患者虽然都表现为肘外侧的疼痛，但是局部压痛点的位置并不是完全相同，说明可以是不同的肌肉或肌群发生障碍，可能是伸指肌群或是伸腕肌群，有时临床难以判别。因此，当进行某种贴扎后，症状不能改善或加重时，可以改变锚的位置，或改变针对的肌群。

（二）高尔夫球肘

肱骨内上髁是前臂前群的旋前圆肌、桡侧腕屈肌、尺侧腕屈肌、掌长肌和指浅屈肌的共

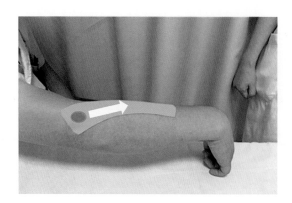

图 2-90   网球肘肌肉促进贴扎示意图

ER2-77   网球肘肌肉
促进贴扎

同起点。当这些肌群突发强力收缩、被动拉伸或反复过度运动时可以引发肱骨内上髁肌腱附着处的肌腱或滑囊急慢性损伤即肱骨内上髁炎,又称为高尔夫球肘。在临床上,肱骨内上髁炎的发生率远低于肱骨外上髁炎,但是,在肘部骨折的康复过程中,由于不正确的运动方式而引发肘内侧的疼痛并不少见,需要引起重视。贴扎时机为静止痛、运动时疼痛或者预防性使用。

1. 贴扎目的   促进局部炎症的消散、抑制或促进屈腕屈指肌群。

2. 贴扎方法

(1) 痛点贴扎

1) 贴布形状:I 形或 X 形贴布。

2) 摆位:肘伸直手心向上。

3) 操作:用空间提拉贴扎,中间以中度拉力横向贴扎于痛点,两端自然延伸,如图 2-91 所示(ER2-78)。

(2) 屈腕肌群抑制贴扎

1) 贴布形状:I 形或 Y 形贴布。

2) 摆位:伸肘伸腕伸指手心向上摆位。

3) 操作:将锚固定于腕关节远端掌侧,自然拉力,尾向肱骨内上髁延伸,如图 2-91 所示

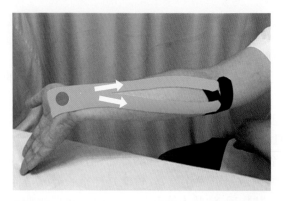

图 2-91   高尔夫球肘痛点空间提拉与屈腕肌抑制贴扎示意图
黑色贴布为痛点空间提拉贴扎,蓝色贴布为腕屈肌肌肉抑制贴扎

ER2-78   高尔夫球肘痛点
空间提拉贴扎

蓝色部分(ER2-79)。

ER2-79

ER2-79 高尔夫球肘屈腕肌抑制贴扎

（3）旋前圆肌抑制贴扎

1）贴布形状:I 形或 Y 形贴布。

2）摆位:伸肘旋后摆位。

3）操作:将锚点固定于桡骨外侧面中部,尾端达肱骨内上髁痛点,如图 2-92 所示(ER2-80)。

（4）肌肉增强贴扎与减轻肱骨内上髁附着点的牵拉

屈腕肌贴扎

1）贴布形状:I 形贴布。

2）摆位:伸肘伸腕伸指手心向上摆位。

3）操作:将锚点固定于肱骨内上髁痛点,自然拉力,尾端向指伸肌或腕屈肌的远端延伸。

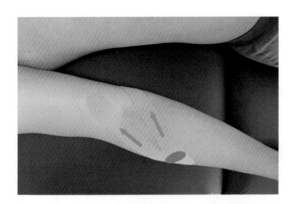

图 2-92 高尔夫球肘旋前圆肌肌肉抑制贴扎示意图

ER2-80 高尔夫球肘旋前圆肌肌肉抑制贴扎

旋前圆肌贴扎

1）贴布形状:I 形贴布。

2）摆位:伸肘旋后摆位。

3）操作:将锚点固定于肱骨内上髁痛点,尾端向桡骨外侧面中部延伸,如图 2-93 所示(ER2-81)。

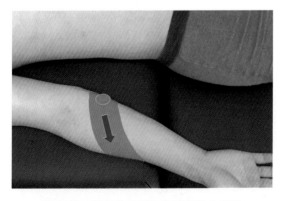

图 2-93 高尔夫球肘旋前圆肌肌肉促进贴扎示意图

ER2-81 高尔夫球肘旋前圆肌肌肉促进贴扎

3. 建议相关康复治疗　局部休息,可以配合物理治疗、冲击波治疗、肌肉牵伸运动等。

4. 注意事项　在临床上,肱骨内上髁炎的发生率远低于肱骨外上髁炎,但是,在肘关节骨折的康复过程中,由于不正确的运动方式而引发肘内侧的疼痛并不少见,需要引起重视。

（三）网球腿

人们发现在进行网球运动时容易发生具有一定特征的小腿肌肉拉伤,称为网球腿。早先的研究认为网球腿是指跖肌断裂,但是后来的研究认为运动时小腿肌肉的损伤更多见的是发生在腓肠肌内侧头上。当肌肉进行强烈的向心收缩的同时受到突然猛烈的离心方向的牵拉,容易造成肌肉的损伤,损伤多见发生在肌腱和肌肉连接且靠近肌肉端处。贴扎时机为急性损伤、运动时疼痛、损伤后足和小腿肿胀或者预防性使用。

1. 贴扎目的　止血消肿、促进血肿消散;保护损伤的部位。

2. 贴扎方法

（1）腓肠肌抑制贴扎

1）贴布形状:2 条 I 形贴布。也可以用 Y 形贴布,由于考虑到小腿肌肉大而有力,因此多用 2 条 I 形贴布。

2）摆位:俯卧位,足跖屈位。

3）操作:将锚点固定于足跟,自然拉力,尾端向腘窝外侧和腘窝内侧延伸,如图 2-94 所示(ER2-82)。

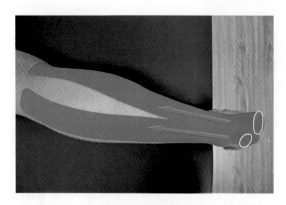

图 2-94　网球腿腓肠肌肌肉抑制贴扎示意图

ER2-82A　网球腿腓肠肌肌肉抑制贴扎 1

ER2-82B　网球腿腓肠肌肌肉抑制贴扎 2

（2）跖肌肌肉贴扎

1）贴布形状:I 形贴布。

2）摆位:俯卧位,足背屈位。

3）操作:将锚点固定于足跟偏内侧,自然拉力,尾端向腘窝外侧延伸。

（3）痛点贴扎,采用痛点空间提拉贴扎。

1）贴布形状:1 条或 2 条 I 形贴布。

2）摆位:俯卧位,足自然下垂。

3）操作:在中间轻度拉力横向环贴于痛点,也可以使用 2 条 I 形贴布于痛点交叉贴扎,如图 2-95 所示(ER2-83)。

（4）淋巴回流,针对腓肠肌贴扎后,小腿或足仍有肿胀,可以增加促进淋巴回流的贴扎。

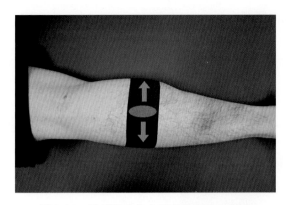

图 2-95 网球腿痛点空间提拉贴扎示意图

ER2-83 网球腿痛点空间
提拉贴扎

1）贴布形状：2 条爪形贴布。

2）摆位：取坐位，小腿下垂于床边。

3）操作：将锚分别固定于腘窝外侧和腘窝内侧，尾端自然拉力分别向足内踝和外踝（或足背）的方向延伸，如图 2-96 所示（ER2-84）。

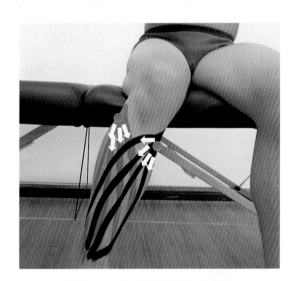

图 2-96 网球腿淋巴贴扎示意图

ER2-84A 网球
腿淋巴贴扎 1

ER2-84B 网球
腿淋巴贴扎 2

3. 建议相关康复治疗 肌肉拉伤的当即处理非常重要，包括制动、冰敷、抬高、加压包扎等，切忌热敷。以后的处理包括促进组织愈合和血肿吸收的物理治疗，以及肌肉拉伸和增进肌力的训练。

4. 注意事项 小腿肌肉的拉伤，有时会比较严重，因此需要仔细检查局部，如果肿胀明显、较大血肿或有局部凹陷需要进一步 B 超或 MRI 检查，必要时需要手术治疗。

（四）外胫夹（胫前疼痛）

外胫夹表现为小腿胫前疼痛，被认为是疲劳性胫骨骨膜炎。疼痛常发生在小腿前上方，运动时发生，休息后缓解，发病前常有剧烈运动史。查体时在胫骨前缘上 1/3 处有局限或分散的压痛点。

1. 贴扎目的　缓解疼痛、降低肌肉紧绷。

2. 贴扎方法

（1）采用筋膜引导、震荡贴法——Y 形贴

1）贴布形状：Y 形贴布。

2）摆位：患肢自然摆位。

3）操作：锚固定在胫前痛点内侧，横向引导，两尾覆盖疼痛区域，如图 2-97 所示（ER2-85）。

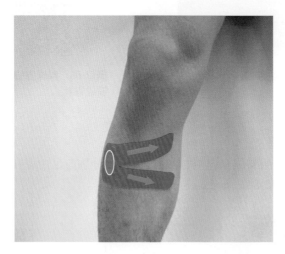

图 2-97　外胫夹 Y 形横向引导贴扎示意图

ER2-85　外胫夹 Y 形横向
引导贴扎

（2）采用筋膜引导、震荡贴法——I 形贴

1）贴布形状：I 形贴布。

2）摆位：患肢自然摆位。

3）操作：锚固定于胫前疼痛区域远端，向近端纵向引导，可配合震荡与摆动，如图 2-98 所示（ER2-86）。

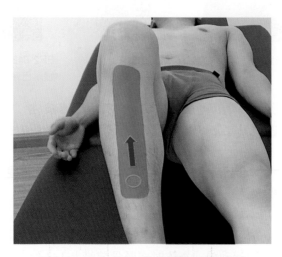

图 2-98　外胫夹 I 形纵向引导贴扎示意图

ER2-86　外胫夹 I 形
纵向引导贴扎

（3）胫前区域有明显的痛点,采用痛点空间提拉贴扎

1）贴布形状:I 形或 X 形贴布。

2）摆位:患肢自然摆位。

3）操作:中间以较大拉力覆盖痛点,尾向两端延展,以自然拉力贴上,如图 2-99 所示（ER2-87）。

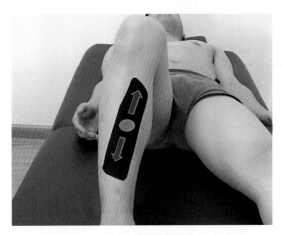

图 2-99　外胫夹痛点空间提拉贴扎示意图

ER2-87　外胫夹痛点
空间提拉贴扎

（4）胫前区域肿胀明显时,应采用淋巴引流贴扎

1）贴布形状:爪形贴布。

2）摆位:患肢自然摆位。

3）操作:2 条爪形贴布交叉包裹肿胀区域,向腘窝处引导,如图 2-100 所示（ER2-88）。

（5）肌肉促进贴扎,以上贴扎均可辅以肌肉贴扎。

1）贴布形状:I 形贴布。

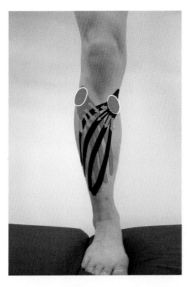

图 2-100　外胫夹淋巴贴扎示意图

ER2-88　外胫夹淋巴贴扎

2）摆位:患肢自然摆位,足跖屈伴外翻。

3）操作:锚固定于胫骨外上端,1/2~2/3处,尾端向足端延展,如图2-101所示(ER2-89)。

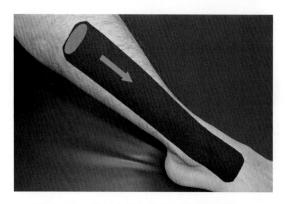

图 2-101　外胫夹足跖屈外翻肌肉促进贴扎
示意图

ER2-89　外胫夹足跖屈
外翻肌肉促进贴扎

3. 建议相关康复治疗

（1）发生胫前区域疼痛时,患者应休息,避免增加小腿肌群负荷,直至炎症完全消退。

（2）在疾病早期疼痛剧烈时行冰敷,减轻局部炎症反应及疼痛。

（3）急性期过后,特别是在恢复运动前可适当行热敷,或超短波、磁热等理疗,促进炎症消退。

（4）恢复性运动应选择对小腿负荷较轻的运动,如游泳、慢跑等,逐渐增加运动负荷。

（5）对于存在步态异常（足内外旋）的患者,可定制鞋子或鞋子里放置特制鞋垫,以减小运动时小腿肌肉异常的应力。

（6）疼痛严重的患者可以考虑服用布洛芬、萘普生、阿司匹林或者对乙酰氨基酚等止痛药以缓解疼痛。

4. 注意事项

（1）注意筋膜贴扎与痛点空间提拉贴扎锚、尾与所加拉力的不同。

（2）肌肉放松贴扎与肌肉促进贴扎锚、尾相反。

（五）髂胫束综合征

好发于长跑、自行车运动员和喜好跑跳的运动爱好者。髂胫束综合征表现为膝关节外侧的股骨外侧髁部位的疼痛,尤其在下坡跑步或膝关节屈曲30°时疼痛最为剧烈。

1. 贴扎目的　减缓疼痛、松弛筋膜与肌肉。

2. 贴扎技巧

（1）筋膜横向引导、震荡

1）贴布形状:采用2条Y形贴布。

2）摆位:侧卧位,患肢在上,自然摆位。

3）操作:将锚不施加拉力地固定于受损一侧,贴布的基底部横跨肌纤维,向健康的筋膜方向引导,间隔以自然拉力、中度拉力贴上,尾端不施加拉力贴上,如图2-102所示(ER2-90)。

（2）筋膜纵向引导、震荡

1）贴布形状:I形与Y形贴布。

2）摆位:侧卧位,患肢在上,自然摆位。

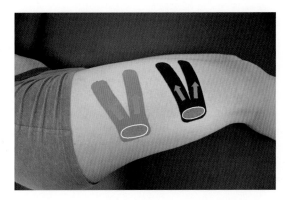

图 2-102 髂胫束筋膜横向引导贴扎示意图

ER2-90 髂胫束筋膜
横向引导贴扎

3）操作：锚固定于胫骨外侧髁，沿髂胫束方向纵向引导，2 条 Y 形贴布的两尾呈 U 形横向于大腿纵轴贴扎，亦可配合震荡贴法，如图 2-103 所示（ER2-91）。

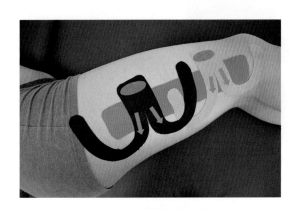

图 2-103 髂胫束筋膜纵向引导贴扎示意图

ER2-91 髂胫束筋膜
纵向引导贴扎

（3）若股骨外侧髁部疼痛明显时，采用痛点空间提拉贴扎。

1）贴布形状：I 形贴布。

2）摆位：侧卧位，患肢在上，自然摆位。

3）操作：中间以较大拉力覆盖痛点，尾向两端延展，以自然拉力贴上，如图 2-104 所示（ER2-92）。

（4）若髋外展肌群肌力弱时，采用肌肉促进贴扎

1）贴布形状：I 形贴布。

2）摆位：侧卧位，患肢在上，自然摆位。

3）操作：锚固定于髂嵴，以自然拉力经大腿外侧向腓骨小头处延展，如图 2-105 所示（ER2-93）。

3. 建议相关康复治疗 一旦出现膝关节外侧疼痛，立即停止导致疼痛的运动，并进行局部冰敷，控制炎症反应。可考虑使用髂胫束带，帮助减少摩擦区域的压力。疼痛缓解后，可采用微波、激光等理疗措施，促进炎症吸收。同时应开始康复训练，对髋外展肌肉和髂胫束进行拉伸练习，运用泡沫轴进行髂胫束的放松训练，并进行髋外展肌群力量训练。

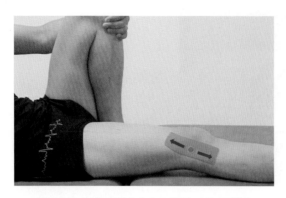

图 2-104   髂胫束痛点空间提拉贴扎示意图

ER2-92   髂胫束痛点
空间提拉贴扎

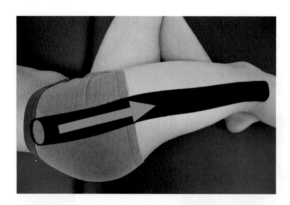

图 2-105   髂胫束髋外展肌肉促进贴扎示意图

ER2-93   髂胫束髋外展
肌肉促进贴扎

4. 注意事项   筋膜震荡贴法时基底部以小、中拉力间隔施加。

（六）踝扭伤

踝外侧有前距腓韧带、跟腓韧带和后距腓韧带 3 根韧带。踝扭伤时前距腓韧最容易发生损伤或断裂,其次是跟腓韧带。踝关节扭伤后,患者外踝前下方或下方有疼痛、肿胀,急性期可见瘀斑,足内翻时加重疼痛,足外翻则可无疼痛。

1. 贴扎时机   缓解疼痛、消肿及增加关节稳定性、本体感。

2. 贴扎方法

（1）痛点提高贴扎

1）贴布形状:X 形贴布。

2）摆位:仰卧位,患肢垂出床边。

3）操作:中间为锚,不施加拉力固定于痛点处,尾端向两端延展。也可采用 I 形痛点空间提拉贴扎,如图 2-106 所示(ER2-94)。

（2）明显肿胀时,采用淋巴贴扎

1）贴布形状:2 条爪形贴布。

2）摆位:仰卧位,踝关节呈内翻趾屈位。

3）操作:锚点分别固定于踝关节内外侧的上方,尾端以自然拉力向远端延展,呈网状覆盖肿胀区域,如图 2-107 所示(ER2-95)。

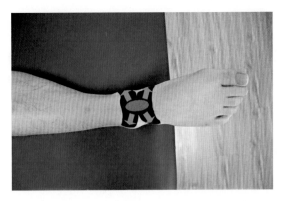

图 2-106　踝扭伤痛点空间提拉贴扎示意图

ER2-94　踝扭伤痛点
空间提拉贴扎

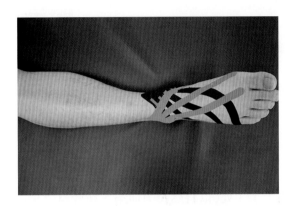

图 2-107　踝扭伤淋巴贴扎示意图

ER2-95　踝扭伤
淋巴贴扎

（3）稳定踝关节贴扎——I 形贴

1）贴布形状：I 形贴布。

2）摆位：仰卧位，患肢垂出床边。

3）操作：锚固定于外踝，尾端以自然拉力经足底延展至内踝处，如图 2-108 所示（ER2-96）。

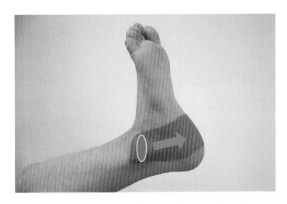

图 2-108　踝扭伤 I 形稳定贴扎示意图

ER2-96　踝扭伤 I 形
稳定贴扎

（4）稳定踝关节贴扎——螺旋贴扎

1）贴布形状:I形贴布。

2）摆位:仰卧位,患肢垂出床边。

3）操作:锚点无拉力的固定于足底中部,两端向上绕行至足背,向内、外踝下方延展,呈螺旋贴扎。内踝处的拉力为自然拉力,外踝处的拉力可为自然拉力至中等强度拉力,如图2-109所示(ER2-97)。

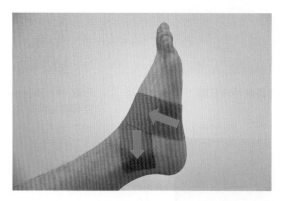

图 2-109　踝扭伤螺旋稳定贴扎示意图

ER2-97　踝扭伤螺旋稳定贴扎

（5）肌肉贴扎

1）贴布形状:I形贴布。

2）摆位:仰卧位,患肢垂出床边,足背屈(趾屈)并内翻。

3）操作:将锚固定于腓骨外侧面上 1/3 处,以自然拉力向第 5 跖骨粗隆延展,如图2-110所示(ER2-98)。

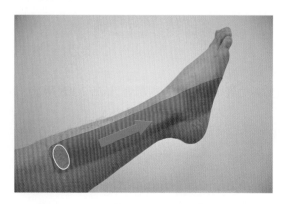

图 2-110　踝扭伤I形肌肉促进贴扎示意图

ER2-98　踝扭伤I形肌肉促进贴扎

（6）韧带贴扎

1）贴布形状:I形贴布。

2）摆位:仰卧位,患肢垂出床边。

3）操作:裁剪三条窄条状 I 形,踝关节中立位,中间为锚采用极大拉力,分别贴于踝关节三条外侧副韧带,尾部不施加拉力地贴上,如图 2-111 所示(ER2-99)。

3. 建议相关康复治疗　急性踝关节扭伤处理原则应遵循"PRICE"原则,即踝关节保护、

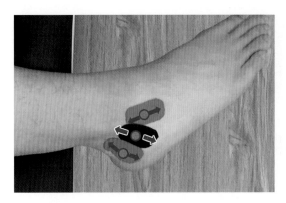

图2-111　踝扭伤 I 形韧带贴扎示意图

ER2-99　踝扭伤 I 形韧带贴扎

制动休息、冰敷、加压包扎、抬高患肢。同时可采用常规理疗措施止痛、消肿等。急性期过后应进行踝周肌肉力量训练及本体感觉训练。肌力训练时可借助弹力带、等速训练仪器等器材。

4. 注意事项　当踝关节反复扭伤出现慢性踝关节不稳时,应增加肌肉贴扎(腓骨长短肌肌肉促进贴扎)、韧带贴扎、感觉输入及稳定踝关节贴扎。踝关节扭伤贴扎策略较多,注意贴扎方法及贴扎顺序。

（七）跟腱损伤

在极速猛力跳跃或长距离跑步时,如果热身不足、小腿前后侧肌群肌力不足、踝关节过于外翻或运动场地、鞋具选择不当,容易造成跟腱拉伤、炎症,甚至发生跟腱断裂。如果发生跟腱断裂,局部可及凹陷,足跖屈功能丧失。

1. 贴扎目的　改善局部疼痛,抑制肿胀,保护支持肌腱。

2. 贴扎方法

（1）肌肉贴扎及韧带(肌腱)贴扎

1）贴布形状:I 形贴布、Y 形贴布或爪形贴布。

2）摆位:俯卧位,患肢垂出床边。

3）操作:在小腿三头肌非牵伸状态下将锚点固定于肌肉附着点,然后呈背屈拉伸肌肉摆位进行后续贴扎。贴布先贴至跟腱,沿肌腱长轴方向用较大拉力固定于肌腱区域,当贴布移行至小腿下 1/3 时,以自然拉力沿小腿三头肌继续延展,并将贴布的尾端无拉力固定,如图 2-112 所示(ER2-100)。

（2）空间提拉贴扎

1）贴布形状:I 形或 X 形贴布。

2）摆位:俯卧位,患肢垂出床边。

3）操作:将中间一段以较大拉力横向呈 U 形固定于跟腱疼痛点,两尾以自然拉力延展,如图 2-113 所示(ER2-101)。

（3）痛点提高贴扎

1）贴布形状:X 形贴布。

2）摆位:俯卧位,患肢垂出床边。

3）操作:中间为锚,不施加拉力固定于跟腱疼痛点,各尾以中度拉力向四周延展,如图

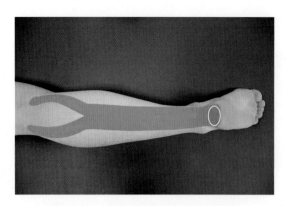

图 2-112　跟腱损伤肌肉促进合并韧带
贴扎示意图

ER2-100　跟腱损伤肌肉
促进合并韧带贴扎

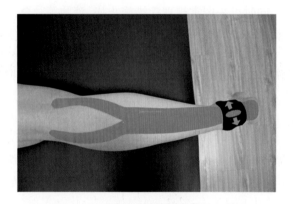

图 2-113　跟腱损伤空间提拉贴扎示意图

ER2-101　跟腱损伤
空间提拉贴扎

2-114 所示（ER2-102）。

3. 建议相关康复治疗　可以适当给予超短波、超声波治疗，并且进行跟腱牵拉以及相关功能训练。

4. 注意事项　注意空间提拉和力学矫正的贴扎方式及顺序。

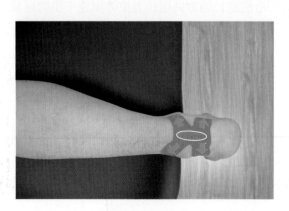

图 2-114　跟腱损伤痛点提高贴扎示意图

ER2-102　跟腱损伤
痛点提高贴扎

（八）股四头肌肌腱炎

股四头肌肌腱在髌骨上缘止点处受到急慢性损伤导致股四头肌肌腱炎。股四头肌过劳或不当拉伸、腿部肌力失衡、膝外翻、膝关节外侧韧带挛缩等是该病症的易患因素。临床表现为髌骨上缘疼痛，抗阻伸膝、跳跃、上下楼梯易诱发疼痛。

1. 贴扎目的　加强股四头肌肌力，改善髌骨力学平衡。

2. 贴扎方法

（1）股四头肌肌肉促进贴扎

1）贴布形状：Y形贴布。

2）摆位：患肢摆位在膝伸直。

3）操作：锚固定于股四头肌肌腹位置，以自然拉力沿肌肉走向贴至肌肉肌腱交接处；膝关节屈曲至最大角度，两尾端贴布以自然拉力绕贴于髌骨左右两侧，最后交会于胫骨粗隆，如图 2-115 所示（ER2-103）。

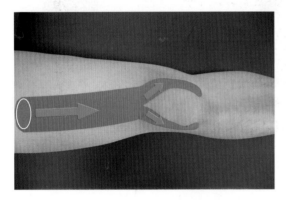

图 2-115　股四头肌肌腱炎肌肉促进
贴扎示意图

ER2-103　股四头肌肌腱炎
肌肉促进贴扎

（2）髌骨支持贴扎

1）贴布形状：Y形贴布。

2）摆位：患肢摆位在膝关节屈曲至最大角度。

3）操作：锚固定于胫骨粗隆，尾端贴布以自然拉力朝大腿方向绕髌骨两侧贴上，最后交会于髌骨上方，如图 2-116 所示（ER2-104）。

3. 建议相关康复治疗　根据股四头肌肌腱恢复现状，可以适当给予超短波、超声波治疗，并且进行跟腱牵拉以及相关功能训练。

4. 注意事项　注意痛点空间提拉和力学矫正的贴扎方式及顺序。

（九）投手肩

在棒球运动中，肩关节在所有身体部位的运动伤害中占比最高。造成肩部伤害的因素有很多，如：过度使用、疲劳、投球姿势不正确、肌力及柔韧度不足等。青壮年有明显的外伤史，但伤后的疼痛集中于肩顶，或肩前外侧部位，或向三角肌放射，尤以肩外展时疼痛剧烈。

1. 贴扎目的　缓解紧绷的肩部肌群，保护肩关节。

2. 贴扎技巧

（1）冈上肌放松贴扎

1）贴布形状：Y形贴布。

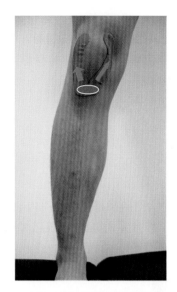

图 2-116　髌骨韧带支持
贴扎示意图

ER2-104　髌骨韧带
支持贴扎

2）摆位：坐姿，上臂自然垂于体侧，维持内旋姿势。

3）操作：锚固定于肱骨大结节，尾端贴布以自然拉力沿冈上肌走向包覆肌肉贴至肩胛内缘，如图 2-117 所示（ER2-105）。

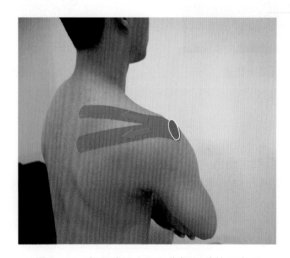

图 2-117　投手肩冈上肌肌肉抑制贴扎示意图

ER2-105　投手肩冈上肌
肌肉抑制贴扎

（2）肱二头肌放松贴扎

1）贴布形状：Y 形贴布。

2）摆位：患肢坐姿，手臂外旋并伸直向后。

3）操作：锚固定于桡骨粗隆，尾端贴布以自然拉力沿肱二头肌走向包覆肌肉，再分别往喙状突及肩胛骨盂上结节贴上，如图 2-118 所示（ER2-106）。

（3）三角肌放松贴扎

1）贴布形状：Y 形贴布。

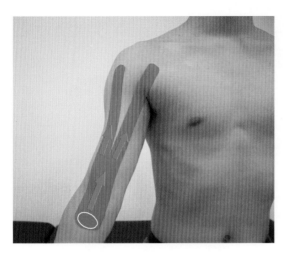

图 2-118　投手肩肱二头肌肌肉抑制
贴扎示意图

ER2-106　投手肩肱二头肌
肌肉抑制贴扎

2）摆位：患肢坐姿，手臂外旋并伸直向后。

3）操作：锚固定于肱骨的三角粗隆，前侧尾端贴布以自然拉力沿三角肌前方纤维走向贴至锁骨外 1/3；手搭对侧肩膀，后侧尾端贴布以自然拉力沿三角肌后方纤维走向贴至肩胛棘，如图 2-119 所示（ER2-107）。

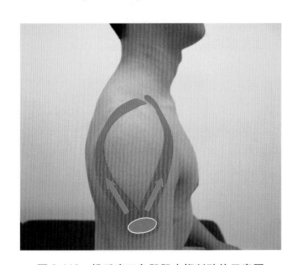

图 2-119　投手肩三角肌肌肉抑制贴扎示意图

ER2-107　投手肩三角肌
肌肉抑制贴扎

（4）肩峰锁骨关节固定贴扎

1）贴布形状：I 形贴布。

2）摆位：患肢坐姿，手臂自然放松垂于身体侧边。

3）操作：贴布中段以中度拉力固定肩峰锁骨关节，横跨于肩胛棘与锁骨间，其余贴布以自然拉力往前后侧贴上，如图 2-120 所示（ER2-108）。

3. 建议相关康复治疗　根据肱二头肌长头腱恢复现状，可以适当给予超短波、超声波治疗，并且进行跟腱牵拉以及相关功能训练。

4. 注意事项　注意痛点空间提拉和力学矫正的贴扎方式及顺序。

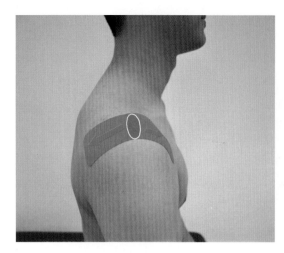

图 2-120　肩峰锁骨关节韧带固定
贴扎示意图

ER2-108　肩峰锁骨关节
韧带固定贴扎

（十）交叉韧带损伤

交叉韧带急性损伤可引起膝部的肿痛、关节腔内出血和活动受限；慢性期出现膝关节运动疼痛伴不稳、打软腿等现象。前交叉韧带损伤远较后交叉韧带损伤多见。交叉韧带在维持胫骨前后向稳定和旋转稳定上发挥重要的静态稳定作用，同时股四头肌、腘绳肌、缝匠肌、股薄肌、阔筋膜张肌等为膝关节提供动力稳定性。

1. 贴扎时机　减缓疼痛、稳定关节、强化肌肉功能的替代性。

2. 贴扎方法

（1）症状有明显的肿胀和痛点，采取淋巴贴扎技术

1）贴布形状：采取爪形贴布。

2）摆位：仰卧位。

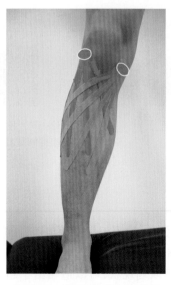

图 2-121　前十字韧带肿胀痛点
淋巴贴扎示意图

ER2-109　前十字韧带肿胀
痛点淋巴贴扎

3）操作:锚点分别固定于膝关节内外侧的上方,尾端以自然拉力向远端延展,呈网状覆盖肿胀区域,如图 2-121 所示(ER2-109)。

（2）若伴随不稳定,打软腿现象,采取韧带贴扎技术

1）贴布形状:采取 I 形贴布。

2）摆位:患肢坐姿,自然屈膝。

3）操作:以中度拉力,沿着内外侧副韧带走向贴,如图 2-122 所示(ER2-110)。

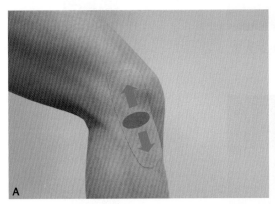 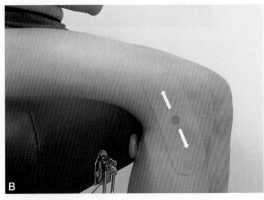

图 2-122　前十字韧带不稳定韧带贴扎示意图
A. 内侧副韧带;B. 外侧副韧带

ER2-110A　前十字韧带不稳定
内侧副韧带贴扎

ER2-110B　前十字韧带不稳定
外侧副韧带贴扎

（3）再来针对大腿周围的肌群采取肌肉贴扎技术,若是前十字韧带,则采取腘绳肌肌肉促进贴扎技术

1）贴布形状:采取 Y 形贴布。

2）摆位:患肢俯卧位。

3）操作:锚在坐骨结节处,两尾以自然拉力或中度拉力向腘窝的内、外侧部延展,抚平贴布,如图 2-123 所示(ER2-111)。

（4）再来针对大腿周围的肌群采取肌肉贴扎技术,若是后十字韧带,则采取股四头肌肌肉促进贴扎技术

1）贴布形状:采取 Y 形贴布。

2）摆位:患肢仰卧位。

3）操作:锚在大腿中段肌腹隆起处,向髌骨延展时,两尾从内外侧绕过髌骨止于胫骨粗隆,如图 2-124 所示(ER2-112)。

3. 建议相关康复治疗

（1）依照患者症状的需求,建议可配合下列康复治疗,如冷疗、高频率的松动术、肌肉力量训练、本体感觉训练等。

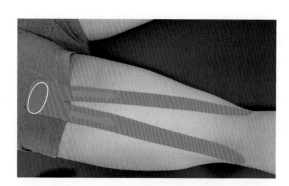

图 2-123　前十字韧带腘绳肌肌肉促进贴扎示意图

ER2-111　前十字韧带
腘绳肌肌肉促进贴扎

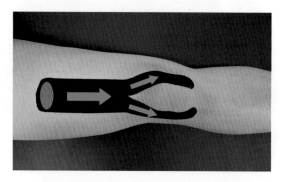

图 2-124　后十字韧带股四头肌肌肉促进
贴扎示意图

ER2-112　后十字韧带股
四头肌肌肉促进贴扎

（2）十字韧带损伤后一定要遵医嘱或物理治疗师的建议进行长期康复治疗。

4. 注意事项

（1）需要注意韧带技巧、淋巴回流和肌肉技巧的贴扎方式与顺序。

（2）固定膝关节，切勿拉力太紧，以免张力性过敏。

（十一）半月板损伤

半月板损伤引起膝关节肿胀、疼痛、交锁和活动度受限等，病程久了会有肌肉萎缩等情况发生。

1. 贴扎时机　早期介入可以缓解急性期或慢性损伤的急性疼痛，在慢性期可以促进软组织平衡。

2. 贴扎技巧

（1）若有明显的肿胀症状和痛点：先采取淋巴贴扎技术（自然拉力）来改善出血和水肿，促进病理性恢复。贴法请参照图 2-121。

（2）若有痛点，则采取力学矫正贴扎技术，来改善疼痛和功能活动受限，促进功能恢复

1）贴布形状：采取 2 条 Y 形贴布。

2）摆位：患肢仰卧位。

3）操作：一条锚在胫骨粗隆，两尾以中度拉力、内外围绕髌骨后止于上方处；另一条锚在膝关节外侧处，两尾以中度拉力、上下围绕髌骨后止于内侧处，如图 2-125 所示（ER2-113）。

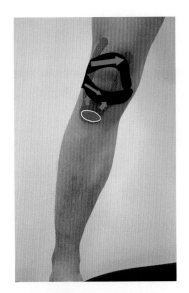

**图 2-125　半月板损伤矫正
贴扎示意图**

**ER2-113　半月板损伤
矫正贴扎**

3. 建议相关康复治疗　依照患者的症状需求,建议可配合下列康复治疗,如药物治疗、深层摩擦按摩、冷敷、运动疗法、力线矫正和健康卫教等。

4. 注意事项

(1) 需要注意力学矫正技巧的贴扎方式与顺序。

(2) 固定膝关节,切勿拉力太紧,以免张力性过敏。

(3) 不管半月板损伤是否需要手术,后期的康复治疗和保养很重要,最简易的保护方式就是使用贴扎技术。

(十二)膝内外侧副韧带损伤

膝内外侧副韧带主要为膝关节提供侧向的静态稳定性。一旦发生损伤,会造成局部疼痛、肿胀及功能活动障碍以及膝关节侧向的不稳定。损伤后需及时采取制动、加压冷疗等康复治疗措施。

1. 贴扎目的　缓解肿胀、改善疼痛、感觉输入以及促进功能恢复。

2. 贴扎方法

(1) 若有明显的肿胀症状和痛点,先采取淋巴贴扎技术(自然拉力)来改善出血和水肿,促进病理性恢复。贴法请参照图 2-121。

(2) 若伴随不稳定现象,为缓解膝关节运动过程中的髌、股骨压力和损伤造成的髌骨不稳定,采取力学矫正贴扎技巧。

1) 贴布形状:采取 Y 形贴布。

2) 摆位:坐位,自然屈膝。

3) 操作:锚在膝关节外侧处,两尾以中度拉力、上下围绕髌骨后止于内侧处,如图 2-126 所示,视频请参考"ER2-114　膝内外侧副韧带损伤韧带贴扎"。

(3) 若疼痛比较重或者对髌骨的限制不够还可以再针对髌骨采用力学矫正贴扎。

1) 贴布形状:采取 I 形贴布。

2) 摆位:坐位,自然屈膝。

3）操作：锚在膝关节外侧处，以中度拉力、沿髌骨下方后止于内侧处，如图 2-127 所示，视频请参考"ER2-114　膝内外侧副韧带损伤韧带贴扎"。

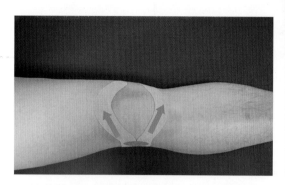

图 2-126　膝外侧副韧带损伤 Y 形力学
矫正贴扎示意图

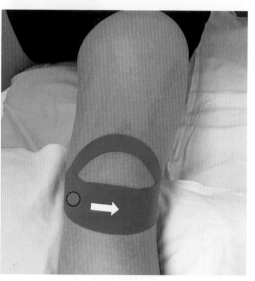

图 2-127　膝外侧副韧带损伤 I 形力学
矫正贴扎示意图

（4）然后进行内外侧副韧带采取韧带贴扎技巧。

1）贴布形状：采取 2 条 I 形贴布。

2）摆位：坐位，自然屈膝。

3）操作：一条锚在胫骨粗隆（膝关节外侧）处，采用最大拉力、沿髌骨内侧面止于髌骨上方处；另一条锚在膝关节外侧处，采用最大拉力、沿髌骨下方止于内侧，如图 2-128 所示（ER2-114）。

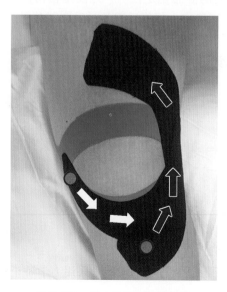

图 2-128　膝内外侧副韧带损伤
韧带贴扎示意图

ER2-114　膝内外侧副韧带
损伤韧带贴扎

3. 建议相关康复治疗

（1）依照患者症状的需求,建议可配合下列康复治疗,如深层按摩、冷疗、高频率的松动术、肌肉力量训练、本体感觉训练等。

（2）内外侧副韧带损伤后一定要遵医嘱或物理治疗师的建议进行长期康复治疗。

4. 注意事项

（1）需要注意力学矫正技巧的贴扎方式与顺序。

（2）固定膝关节,切勿拉力太紧,以免张力性过敏。

（3）内外侧副韧带韧带贴扎法要加满张力。

（十三）肌肉痉挛（抽筋）

肌肉痉挛是指肌肉发生自发性的强直性收缩,俗称"抽筋"。肌肉痉挛多发生于游泳、足球、举重、长跑等项目。

1. 贴扎目的　可在比赛或运动前对易产生痉挛肌肉进行预防贴扎,也可在肌肉痉挛产生后进行治疗性贴扎。改善肌肉痉挛状态,恢复肌肉正常弹性。可搭配痉挛肌肉的伸展运动,贴扎期间减少可能再次引起肌肉痉挛的剧烈运动。

2. 贴扎方法

（1）针对痉挛肌肉可采用淋巴贴扎(以腓肠肌痉挛为例)

1）贴布形状:选择爪形贴布或者I形贴布。

2）摆位:俯卧位,膝关节伸直,踝关节稍背屈。

3）操作:锚固定于肌肉痉挛区域向心段,尾以自然拉力覆盖痉挛区域,如图2-129所示（ER2-115）。

（2）针对痉挛肌肉也可采用肌肉贴扎,以I形贴布对痉挛肌肉给予放松贴扎(详见本书相关肌肉贴扎部分)。

3. 建议相关康复措施

（1）应及时牵伸痉挛肌肉的肌腱,缓解痉挛症状,一般将痉挛部位的肌肉向相反的方向

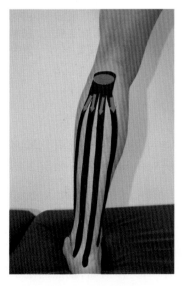

图2-129　肌肉痉挛淋巴贴扎
示意图

ER2-115　肌肉痉挛
淋巴贴扎

缓慢拉伸即可,切不可使用暴力。

(2) 同时也可饮用含糖热饮。

(3) 蜡疗、温水浴等温热疗法对缓解痉挛也有较好效果,特别是蜡疗,是目前缓解痉挛效果较明显的手段之一。

(十四)核心肌群损伤

核心肌群特指位于腹部前后环绕身躯,负责保护脊柱稳定的重要肌肉群,深层核心肌群包括多裂肌、腹横肌等;表浅核心肌群包括腹直肌、腹内外斜肌等。其损伤可能导致脊柱稳定性下降从而产生一系列包括疼痛在内的症状。

1. 贴扎目的　激活核心肌群(腹直肌、腹外斜肌、多裂肌),稳定骨盆,增加感觉输入。

2. 贴扎技巧

(1) 腹直肌肌肉促进贴扎

1) 贴布形状:选择 I 形贴布。

2) 摆位:卧位,双脚放平。

3) 操作:量裁适当长度的 I 形贴布 2 条,左右各一,锚固定于腹中线两侧肋弓下缘,尾以自然拉力沿腹直肌延展至下腹部,如图 2-130 所示(ER2-116)。

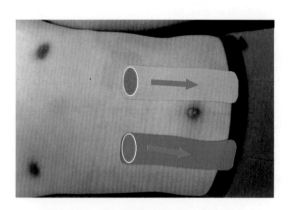

图 2-130　核心肌群损伤腹直肌肌肉促进贴扎示意图

ER2-116A　核心肌群损伤腹直肌肌肉促进贴扎 1

ER2-116B　核心肌群损伤腹直肌肌肉促进贴扎 2

(2) 腹外斜肌肌肉促进贴扎

1) 贴布形状:选择 I 形贴布。

2) 摆位:坐位或站立位,手臂上举,身体转向同侧最大角度。

3) 操作:量裁适当长度的 I 形贴布 2 条,左右各一,锚固定于髂前上棘内侧,尾以自然拉力沿腹外斜肌走向贴至躯干背侧第 10~12 肋骨,对侧同法贴上,如图 2-131 所示(ER2-117)。

(3) 竖脊肌肌肉促进贴扎

1) 贴布形状:选择 I 形贴布。

2) 摆位:站立位或者坐位,身体前屈至最大角度。

3) 操作:量裁适当长度的 I 形贴布 2 条,左右各一,身体前屈,锚点固定于尾椎旁,尾端以自然拉力沿脊柱旁向上贴至第 12 胸椎旁,对侧同法贴上,如图 2-132 所示(ER2-118)。

3. 建议相关康复措施　锻炼核心肌群肌肉耐力,改善姿势,在进行贴扎治疗的同时可

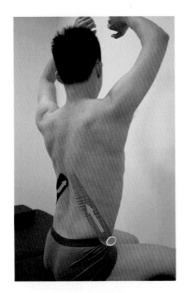

图 2-131　核心肌群损伤腹外斜肌肌肉促进贴扎示意图

ER2-117A　核心肌群损伤腹外斜肌肌肉促进贴扎 1

ER2-117B　核心肌群损伤腹外斜肌肌肉促进贴扎 2

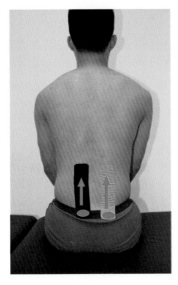

图 2-132　核心肌群损伤竖脊肌肌肉促进贴扎示意图

ER2-118　核心肌群损伤竖脊肌肌肉促进贴扎

以选择增强控制能力和本体感觉的训练,如不稳定平面上的闭链训练。

（十五）弹响髋

髋关节在主动活动时,出现听得见或感觉得到的响声。被认为与髂胫束后缘或者臀大肌肌腱的前缘增厚,造成局部软组织发炎疼痛有关。

1. 贴扎目的　在进行相关训练比赛之前进行贴扎,放松髂胫束,缓解局部压力。

2. 贴扎方法

（1）髂胫束肌肉放松贴扎

1）贴布形状：选择 I 形贴布。

2）摆位：侧卧位，患腿摆放于上方，膝关节微屈。

3）操作：量裁适当长度的 I 形贴布，锚点贴于胫骨外侧髁，以自然拉力沿髂胫束贴至股骨大转子，如图 2-133 所示（ER2-119）。

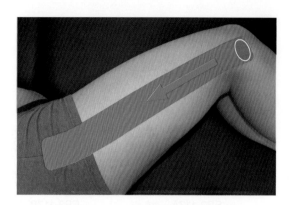

图 2-133 髂胫束肌肉抑制贴扎示意图

ER2-119 髂胫束肌肉抑制贴扎

3. 建议相关康复措施

（1）拉伸放松髂胫束、阔筋膜张肌、臀大肌。

（2）加强髋外展肌群、股四头肌肌肉力量以调整错误的运动模式，改善髂胫束高张力状态。

（马燕红 刘群 鲍捷 张少华 李天骄 王刚）

四、术后

（一）颈椎术后

颈部术后常见问题是疼痛、肌肉无力、肌肉僵硬、颈椎活动度下降。针对这些问题我们在术后伤口愈合后即可开展贴扎治疗。

1. 贴扎时机 减缓疼痛、改善肌肉功能、增加颈椎活动度与稳定性。

2. 贴扎方法

（1）如有明显的痛点，采取痛点空间提拉贴扎技术。

1）贴布形状：选择 X 形贴布。

2）摆位：坐位。

3）操作：以中度拉力、颈部痛点为锚，向两端延展贴上，如图 2-134 所示（ER2-120）。

（2）针对肌肉无力，促进半棘肌，稳定颈椎。

1）贴布形状：选择 Y 形贴布。

2）摆位：坐位。

3）操作：下颌内收，颈屈曲，以第 7 颈椎下方为锚，两尾以自然拉力沿颈椎两侧延展于颞骨乳突下，如图 2-135 所示（ER2-121）。

（3）稳定颈椎

1）贴布形状：选择 I 形贴布。

2）摆位：坐位。

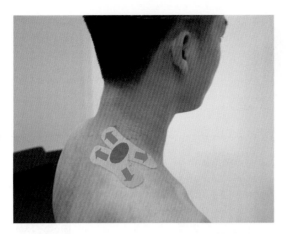

图 2-134　颈椎术后痛点提拉贴扎示意图

ER2-120　颈椎术后痛点
提拉贴扎

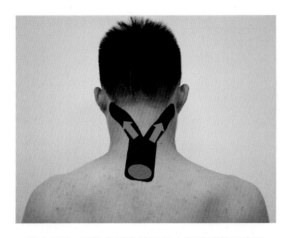

图 2-135　颈椎术后半棘肌肌肉促进贴扎示意图

ER2-121　颈椎术后半棘肌
肌肉促进贴扎

3）操作：下颌内收，颈屈曲，一条 I 形贴布中间为锚，固定于需要稳定的椎体，两尾以中度拉力延展至椎体两侧；另一条 I 形贴布中间为锚，固定于需要稳定的椎体，两尾以中度拉力延展至椎体上下两端，可与横向贴法同时使用，如图 2-136 所示（ER2-122）。

（4）针对肌肉僵硬，采取肌肉抑制贴扎技术。

针对放松半棘肌：

1）贴布形状：选择 Y 形贴布。

2）摆位：坐位。

3）操作：锚固定于发际下方，两尾以自然拉力延展至上胸椎两侧，如图 2-137 所示（ER2-123）。

（5）针对放松斜方肌

1）贴布形状：选择 Y 形贴布。

2）摆位：坐位。

3）操作：头向对侧侧屈，以肩峰为锚，两尾分别以自然拉力延展于枕骨隆突及后背部，如图 2-138 所示（ER2-124）。

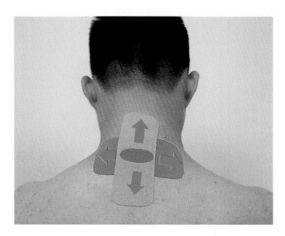

图 2-136　颈椎术后稳定颈椎提拉贴扎
示意图

ER2-122　颈椎术后稳定
颈椎提拉贴扎

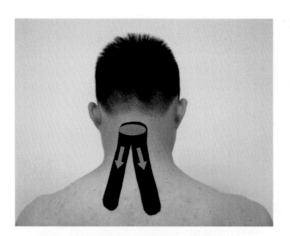

图 2-137　颈椎术后半棘肌肌肉抑制贴扎
示意图

ER2-123　颈椎术后半棘肌
肌肉抑制贴扎

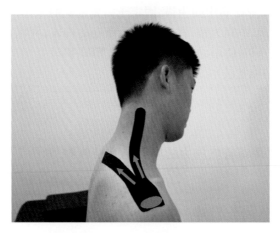

图 2-138　颈椎术后斜方肌肌肉抑制
贴扎示意图

ER2-124　颈椎术后斜方肌
肌肉抑制贴扎

（6）针对放松胸锁乳突肌

1）贴布形状:选择 Y 形贴布。

2）摆位:坐位。

3）操作:头向贴扎对侧侧屈,可适度向贴扎侧旋转,以乳突为锚,两尾分别以自然拉力延展于胸锁关节处和锁骨内 1/3 处,如图 2-139 所示(ER2-125)。

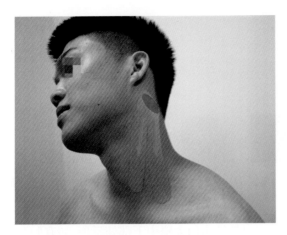

图 2-139　颈椎术后胸锁乳突肌肌肉抑制
贴扎示意图

ER2-125　颈椎术后胸锁
乳突肌肌肉抑制贴扎

3. 建议相关康复治疗　可配合如神经肌肉电刺激、肌力训练、自我伸展运动、姿势矫正、主动/被动关节活动度运动。

4. 注意事项　早期贴扎时,注意保护颈椎的稳定性。

（二）骨折或术后水肿

骨折术后会出现局部肿胀与疼痛、感觉功能异常等问题。

1. 贴扎目的　消肿、止痛。

2. 贴扎方法,以常见的小腿骨折为例,针对肿胀部位采取淋巴引流贴扎技术。

1）贴布形状:选择 2 条爪形贴布。

2）摆位:仰卧位。

3）操作:锚在伤口肿胀处的近心端两侧,2 条爪形尾以自然拉力均分交错覆盖肿胀的部位,如图 2-140 所示(ER2-126)。

3. 建议相关康复治疗　可配合如肌肉能量技术、淋巴引流手法、肌肉力量训练以及物理因子疗法。

4. 注意事项　建议患者做彩超检查,确诊是否伴有深静脉血栓。

（三）股骨干骨折术后

股骨干包括粗隆下 2~5cm 至股骨髁上 2~5cm 的骨干。股骨干为三组肌肉所包围。由于大腿的肌肉发达,骨折后多有错位及重叠。

1. 贴扎目的　早期介入、消肿促进回流。

2. 贴扎方法,采用淋巴贴扎技术。

1）贴布形状:选择 2 条爪形贴布。

2）摆位:仰卧位。

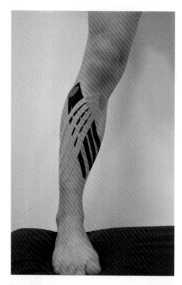

图 2-140 小腿骨折术后水肿淋巴
贴扎示意图

ER2-126 小腿骨折术后
水肿淋巴贴扎

3）操作：以腹股沟处为锚点，尾端以自然拉力向大腿中下部处延展，如有肿胀可以交错覆盖整个区域，并注意应避开伤口位置，如图 2-141 所示（ER2-127）。

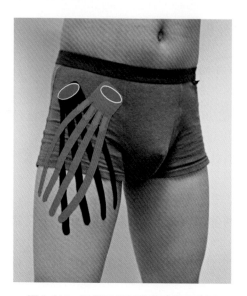

图 2-141 股骨干骨折淋巴贴扎示意图

ER2-127 股骨干骨折
淋巴贴扎

3. 建议相关康复治疗 可配合如淋巴回流手法治疗、物理因子疗法、主动或被动关节活动度运动。

4. 注意事项 贴扎注意避开伤口位置。

（四）瘀青

多因外力作用如磕碰撞伤或运动扭伤，致使皮下毛细血管破裂出血，外渗至皮下，因皮下神经感受器丰富，常常伴有明显的疼痛感。

1. 贴扎目的　促进循环、消肿。

2. 贴扎方法(以小腿前外侧瘀青为例),采用淋巴引流贴扎技术。

1)贴布形状:选择 2 条爪形贴布。

2)摆位:坐位。

3)操作:锚在瘀青部的近心端两侧,2 条爪形尾以自然拉力均分交错覆盖肿胀、瘀青的部位,如图 2-142 所示(ER2-128)。

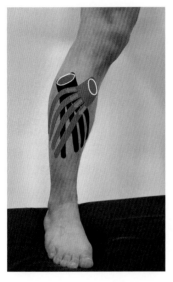

图 2-142　瘀青淋巴贴扎示意图　　　　　　　ER2-128　瘀青淋巴贴扎

3. 建议相关康复治疗　可配合如淋巴按摩技术,以及物理因子疗法。

4. 注意事项　锚点不施予拉力,其余部分以 20% 拉力延展;贴扎完成后,贴布以不影响关节的正常活动为宜。

(高海军　汤炳煌　王刚)

五、其他

(一)延迟性肌肉酸痛

一般在锻炼后 24h 后出现的肌肉酸痛在运动医学上称为"延迟性肌肉酸痛"。锻炼后 24~72h 酸痛达到顶点,5~7 天后疼痛基本消失。除酸痛外,还有肌肉僵硬,轻者仅有压痛,重者肌肉肿胀,妨碍活动。

1. 贴扎目的　缓解疼痛、增加循环。

2. 贴扎方法

(1)促进淋巴回流,以小腿为例进行贴扎。

1)贴布形状:选择爪形贴布。

2)摆位:俯卧位。

3)操作:以腘窝处上方为锚,尾以自然拉力向足踝处延展,如图 2-143 所示(ER2-129)。

(2)放松肌肉

1)贴布形状:选择 2 条爪形贴布。

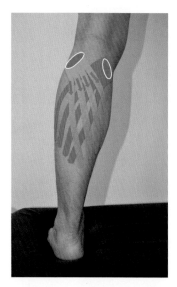

图 2-143　延迟性肌肉酸痛小腿淋巴
贴扎示意图

ER2-129　延迟性肌肉酸痛
小腿淋巴贴扎

2）摆位：坐位。

3）操作：以足跟骨底部及跟腱附着处为锚，尾用自然拉力沿腓肠肌位置延展，分别止于股骨内外侧，如图 2-144 所示（ER2-130）。

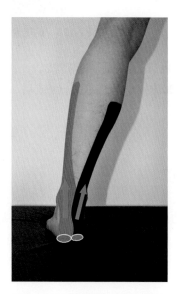

图 2-144　延迟性肌肉酸痛肌肉
抑制贴扎示意图

ER2-130　延迟性肌肉酸痛
肌肉抑制贴扎

3. 建议相关康复治疗　可配合冷疗、热疗、神经电刺激、牵伸、推拿按摩、药物等。

4. 注意事项　一周内酸痛不能消失的患者及时复诊。

（二）瘢痕

瘢痕是指各种创伤后所引起的皮肤组织的外观形态和组织病理学改变的统称，本质是一种不具备正常皮肤组织结构及生理功能的，失去正常组织活力的、异常的、不健全的组织。

1. 贴扎目的　破坏瘢痕组织增生与粘连。

2. 贴扎方法

（1）贴布形状:剪数条小 I 形贴布。

（2）摆位:正常位。

（3）操作

1）根据瘢痕的大小和宽度,制作适合的贴布,通常贴布长度要求是略宽于瘢痕两侧各一指宽,先剪切好适合长度的贴布,以瘢痕中间线为锚点,倾斜 45°方向,尾端以最大拉力向两侧延展,然后交替交叉贴扎,如图 2-145A 所示(ER2-131A)。

2）贴好后再选择一个略宽于之前贴扎好的贴布范围的贴布用自然拉力或无拉力进行覆盖贴扎,如图 2-145B 所示(ER2-131B)。

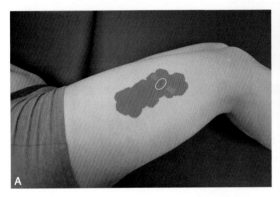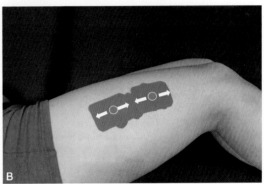

图 2-145　瘢痕韧带贴扎示意图
A.交错贴;B.覆盖 I 形贴

ER2-131A　瘢痕韧带贴扎
（交错贴）

ER2-131B　瘢痕韧带贴扎
（覆盖 I 形贴）

3. 建议相关康复治疗　可配合压力疗法、化学疗法、硅胶贴片外用、放射疗法、激光治疗、冷冻、蜡疗、离子透入、超声波、手术等。

4. 注意事项

（1）施加最大拉力时注意观察皮肤的状态,以防破损。

（2）剪切小条状贴布时注意是横向,贴布纵向几乎无拉力。

（三）颞颌关节功能紊乱

下颌骨运动障碍表现为活动受限、张口困难,伴有关节区肌肉疼痛、张口闭口运动时关节弹响等。

1. 贴扎目的　减缓疼痛、松弛紧绷肌肉。

2. 贴扎方法

（1）针对痛点的部位采用痛点贴扎技术

1）贴布形状:X 形贴布。

2）摆位：张口至最大角度。

3）操作：中间锚固定于颞下颌关节疼痛部位，尾向两端延展，如图 2-146 所示（ER2-132）。

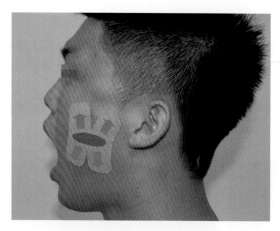

图 2-146　颞下颌关节痛点空间提拉
贴扎示意图

ER2-132　颞下颌关节
痛点空间提拉贴扎

（2）针对咀嚼肌，采用肌肉抑制贴扎技术进行放松

1）贴布形状：Y 形贴布。

2）摆位：张口至最大角度。

3）操作：将贴布锚固定于下颌骨，然后尾沿咀嚼肌两侧延展至颧骨处。如图 2-147 所示（ER2-133）。

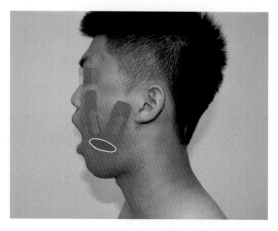

图 2-147　颞下颌关节咀嚼肌肌肉抑制
贴扎示意图

ER2-133　颞下颌关节
咀嚼肌肌肉抑制贴扎

3. 建议相关康复治疗　可配合相关的物理因子疗法，以及颞下颌关节运动训练及开口训练。

4. 注意事项　告知患者要放松心情，少托下巴。

（高海军　汤炳煌　王刚）

第六节 成人常见神经疾患的贴扎运用

一、脑卒中

脑卒中早期患者可出现脑休克或者失神经支配引起的肌张力低下,随后常常见到中枢性瘫(痉挛性)。表现为瘫痪肌肉肌张力增高,腱反射亢进,浅反射消失,出现病理反射,肌萎缩轻。一般表现为对侧肢体功能障碍、上肢比下肢瘫痪重、远端比近端重,精细的、后天获得的运动比粗大运动受损重。

脑卒中患者通常会出现感觉(浅、深及复合感觉)丧失、减退或出现异常感觉,感觉系统的功能损害会继发产生一系列的适应性改变以及代偿的运动行为,这些可能是很多临床症状产生的基础,会极大地影响患者的功能恢复。

本节着重集中展示肌内效贴布的治疗方法,并且结合患者的具体问题进行分析;以挖掘患者最大功能潜能为目的,取得高效的治疗效果。

(一)肩关节半脱位

在软组织因素方面,软组织是影响上肢稳定机制的重要因素,特别是上肢完全依赖或长时间摆放于同一姿势的患者,由于上肢自身的重量会引起患侧肩周肌肉和软组织的过度牵拉,尤其是中重度肩袖肌群肌力减退使得肩关节完全依赖于被动结构。这种依赖和过度牵拉会导致早期关节囊的被动拉长。

就关节结构因素考虑,肩关节天生就不稳定,有着很大的活动度。正常情况下,向上倾斜的关节盂在预防肱骨向下脱位中起着重要作用;也因手臂处于内收位,使关节囊上部及喙肱韧带被牵拉,被动地阻止了肱骨头的侧向移动,也就防止了向下脱位。当肱骨外展时,该锁定机制不再起作用,保持关节的稳定几乎完全依赖于肩袖肌群。

防止盂肱关节脱位最重要的是肌纤维为水平走向的肌肉,特别是冈上肌、三角肌的后部肌纤维和冈下肌。所以只要关节盂保持正常倾斜角度(主动地保持肩胛骨的正确位置)及关节囊被拉紧,肩关节被动锁定机制就能起作用。

1. 贴扎目的　改善感觉输入,促进肌肉收缩,支持肩关节,维持关节对线。

2. 贴扎方法

(1)针对肩胛骨下旋、肌肉无力现象,可采取肌肉贴扎方式

1)贴布形状:裁剪适当长度三条 I 形贴布。

2)摆位:坐位,肩关节外展、内旋摆位。

3)操作:将锚固定于肩胛骨内上角上方,以自然拉力或中度拉力分别贴至肩峰、冈上窝、冈下窝,并延展至三角肌粗隆,如图 2-148 所示(ER2-134)。

(2)针对肩肱骨头前移现象,可采取肌肉贴扎方式

1)贴布形状:裁剪适当长度 I 形贴布。

2)摆位:坐姿,肩关节自然摆位(肩胛骨平面)。

3)操作:将锚固定于肩胛内侧肩胛冈下方,以中度拉力向肩前延展至肱骨头前侧,如图 2-149 所示(ER2-135)。

3. 建议相关康复治疗　配合疼痛处理的物理因子疗法,相对应的功能性肌力训练、协

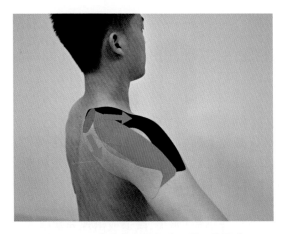

图 2-148　肩关节半脱位肩胛骨下旋肌肉
贴扎示意图

ER2-134　肩关节半脱位
肩胛骨下旋肌肉贴扎

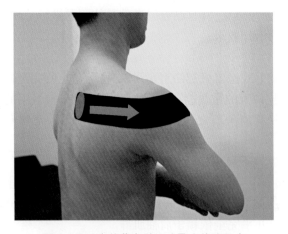

图 2-149　肩关节半脱位肱骨头前移肌肉
贴扎示意图

ER2-135　肩关节半脱位
肱骨头前移肌肉贴扎

调训练与稳定训练;主动与被动关节活动度运动。

4. 注意事项

（1）贴扎后进行训练。

（2）贴扎后不可造成活动受限或引起任何的不适。

（二）偏瘫后肩痛

患者在脑卒中后出现肩痛,主要原因与肩关节周围肌肉力弱、肩关节运动协调性差和上肢长时间制动导致软组织适应性改变有关。肩关节半脱位是否与肩区疼痛有关,目前尚不清楚且存有争议,但在从生物力学失常方面考虑,肩关节半脱位则会引起冈上肌腱炎症、肱二头肌肌腱炎症和滑囊炎。肩关节外旋外展肌力弱、外旋范围受限（由于内旋内收肌僵硬或挛缩引起）与疼痛之间有显著关系。

1. 贴扎目的　提供协助增强肌肉功能与关节稳定,尤其是外旋与外展肌肌力减弱,外旋范围活动受限。

2. 贴扎方法

（1）仅为肌力减弱为主,则采取下列贴法。

1）贴布形状：采用I形贴布。

2）摆位：坐位，肩关节外展45°，与肩胛骨位于同一平面。

3）操作：锚固定于肩胛冈内上方，尾以自然拉力沿冈上窝至肱骨大结节。另一条I形贴布采用螺旋贴扎方式，锚位于肩胛后侧，尾以自然拉力环绕上臂贴上，如图2-150所示（ER2-136）。

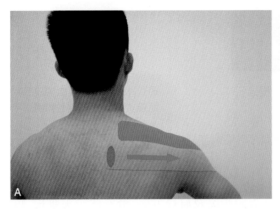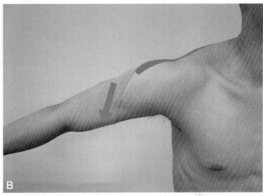

图 2-150　偏瘫后肩痛肌肉贴扎示意图
A. 背面；B. 正面

ER2-136　偏瘫后肩痛肌肉贴扎

（2）若合并肩关节前侧不稳定体征，则增加采取肌肉与肌腱贴扎技术。

1）贴布形状与摆位同上。

2）操作：依照旋转肌群肌腱走向，锚在肩胛冈上肌与冈下肌起点处，尾以自然拉力沿肌肉走向贴，贴布在经过肩峰至肱骨大结节的区域时以50%拉力贴上，如图2-151所示（ER2-137）。

（3）若有肱二头肌肌腱炎症和滑囊炎，则合并采取痛点空间提拉贴扎。

1）贴布形状：采用X形贴布。

2）摆位：坐位。

3）操作：锚固定于肩关节疼痛点，尾以中度拉力向四周延展贴上，如图2-152所示（ER2-138）。

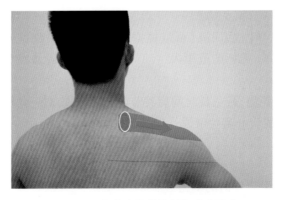

图 2-151　偏瘫肩关节前侧不稳定肌肉贴扎示意图

ER2-137　偏瘫肩关节前侧不稳定肌肉贴扎

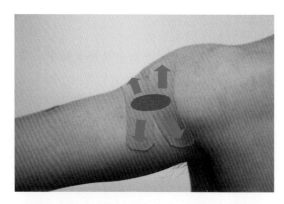

图 2-152　偏瘫肱二头肌肌腱炎痛点空间提拉
贴扎示意图

ER2-138　偏瘫肱二头肌
肌腱炎痛点空间提拉贴扎

（4）若肱二头肌存在紧张、短缩、痉挛等体征，则采取肌肉抑制贴扎。

1）贴布形状：采用 Y 形贴布。

2）摆位：坐姿，伸肘摆位。

3）操作：锚固定于桡骨粗隆，两尾以自然拉力向喙突及肩峰方向，沿着肱二头肌长、短头向上方延展，如图 2-153 所示（ER2-139）。

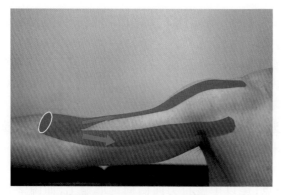

图 2-153　偏瘫肱二头肌肌肉抑制
贴扎示意图

ER2-139　偏瘫肱二头肌
肌肉抑制贴扎

3. 建议相关康复治疗

（1）早期进行各方向够物的任务导向性训练（可以根据需要进行动作改良或给予辅助），强调肩关节外旋、外展、屈曲和抬举（无痛的范围内主动活动），避免肱骨头在肩峰下的撞击。

（2）保持肩关节肌肉正常长度的姿势，避免长时间肩关节内旋或内收，对三角肌和冈上肌进行功能性电刺激来预防或减少半脱位。避免继发性损伤事件。

4. 注意事项

（1）贴扎后进行训练。

（2）贴扎后不可造成活动受限或引起任何的不适。

（三）肩手综合征

肩手综合征是偏瘫后突然出现的上肢肿胀、疼痛的继发性并发症。常在脑卒中后 1～

3个月内发生,疼痛和水肿影响患者进行全面康复,如果不予以治疗,将导致永久性手及手指的畸形,影响手的功能,甚至有更严重的后果。治疗的主要目标就是尽快减轻水肿,然后是治疗疼痛和僵硬。只要一出现水肿、疼痛或运动受限,就立即予以治疗以取得最佳效果。

1. 贴扎目的　改善循环,减轻水肿,增加手部的感觉输入,抑制腕部的过度屈曲。

2. 贴扎方法

(1) 仅为腕部过度屈曲僵硬为主,则采取肌肉贴扎技巧。

1) 贴布形状:采用 I 形并尾端爪形贴布。

2) 摆位:坐位,手腕部屈曲摆位。

3) 操作:锚固定在腕伸肌群起始端,以自然拉力沿腕伸肌群,从手背向手指远端延展,也可将尾端从手背处绕过指间到掌侧,如图 2-154 所示(ER2-140)。

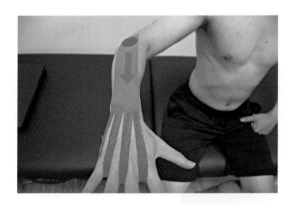

图 2-154　改善腕部过度屈曲贴扎示意图

ER2-140　改善腕部过度屈曲贴扎

(2) 若手部水肿较为严重,则先采取淋巴贴扎

1) 贴布形状:采用 2 条爪形贴布。

2) 摆位:坐位,手腕部屈曲摆位。

3) 操作:2 条爪形贴布以交叉方式,锚分别固定在手腕部尺、桡侧,以自然拉力将尾从手背处绕过指间到掌侧,如图 2-155 所示(ER2-141)。

3. 建议相关康复治疗　主要在于预防,避免导致可以引起水肿的原因。包括体位摆

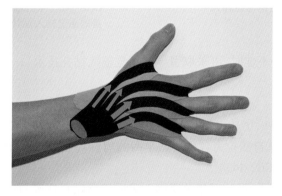

图 2-155　淋巴消肿贴扎示意图

ER2-141　淋巴消肿贴扎

放、合理的患肢负重、避免在偏瘫手上做静脉输液、避免手的小损伤。

4. 注意事项

（1）贴扎后进行训练。

（2）贴扎后不可造成活动受限或引起任何的不适。

（四）躯干运动功能不足

躯干的基本功能是保持人体直立和稳定，同时在头部、上肢和下肢运动中起重要的支撑与控制作用。偏瘫后单侧躯干肌肉肌张力减弱或增强、肌肉力量下降、软组织挛缩与深浅感觉异常导致躯干屈伸、旋转等运动及协调平衡功能下降。上肢和下肢分别通过肩胛带和骨盆带与躯体相连，躯干的控制与协调异常将会影响上、下肢运动的姿势和功能。

1. 贴扎目的　诱导躯干旋转肌群协调收缩，促进躯干分离动作；增加感觉输入，易化促进肌肉收缩；矫正异常肩胛骨位置与骨盆前倾的姿势。

2. 贴扎方法

（1）对于患者躺卧时翻身不易，可采取引导翻身的感觉输入贴扎技术。

1）贴布形状：2 条 Y 形贴布。

2）摆位：平卧位，下肢屈曲转向健侧，患侧上肢上举尽量平放。

3）操作：一条锚固定于肚脐下方腹中线附近，尾以自然或约轻度拉力沿腹外斜肌走向斜上外延展贴至胸椎旁第 11、12 肋骨处；另一条锚固定于腋下与第 4 肋骨交会处附近，尾以自然或中度拉力沿肋骨走向斜下延展贴至肋弓下缘与剑突处，如图 2-156 所示（ER2-142）。

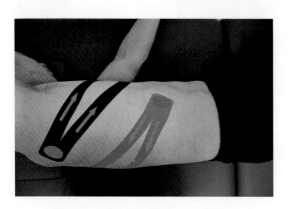

图 2-156　平卧位引导翻身的感觉输入
贴扎示意图

ER2-142　平卧位引导翻身的感觉输入贴扎

（2）对于患者站立躯干挺直姿势不佳时，可采取引导的感觉输入贴扎技术。

1）贴布形状：3 条 Y 形贴布。

2）摆位：坐位，手扶撑身体前倾。

3）操作：1 条锚固定于第 5 腰椎处，尾从自然拉力延展贴至第 1 腰椎两旁处；另 2 条锚分别固定于第 1 腰椎处与单侧处，尾从自然拉力各延展贴至两侧肩胛提肌处、单侧的斜方肌后部与肩峰下范围，如图 2-157 所示（ER2-143）。

（3）对于患侧肩胛骨外展上提模式，可针对相关肌肉群采取肌肉贴扎技术，亦可进行骨盆前倾矫正贴扎。

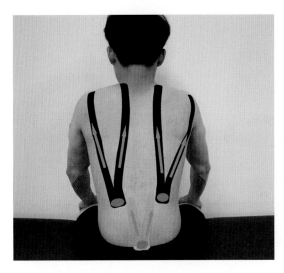

图 2-157　坐位引导翻身的感觉输入贴扎示意图

ER2-143　坐位引导翻身的感觉输入贴扎

1）贴布形状：2 条 I 形贴布。

2）摆位：坐位，双手自然下垂、微扩胸，肩胛骨下压内收摆位。

3）操作：2 条贴布以中间部位为锚，分别固定于肩胛冈连线与肩胛下角连线的中点，尾以自然或中度拉力横向延展各贴至肩胛冈中段与肩胛下角外侧处，如图 2-158 所示（ER2-144）。

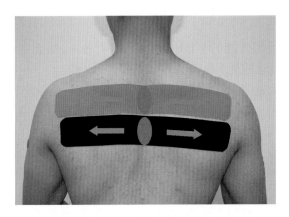

图 2-158　肩胛骨外展上提异常模式矫正贴扎示意图

ER2-144　肩胛骨外展上提异常模式矫正贴扎

（4）对于患侧骨盆前倾模式，可针对相关肌肉群采取肌肉贴扎技术，亦可进行骨盆前倾矫正贴扎。

1）贴布形状：2 条 I 形贴布。

2）摆位：站立位，前倾双手扶物、骨盆摆在中立位。

3）操作：锚固定于单侧髂前上棘处，尾端以自然或中度拉力往外后侧斜向通过第 2 骶骨延展贴至对侧股骨大转子处，另一条贴法亦同，如图 2-159 所示（ER2-145）。

3. 建议相关康复治疗　可配合神经康复的运动疗法等各项训练。

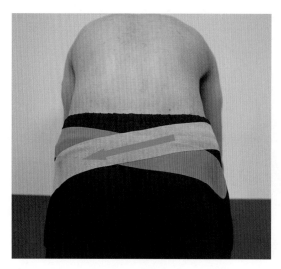

图 2-159　骨盆前倾矫正贴扎示意图

ER2-145　骨盆前倾矫正贴扎

4. 注意事项

（1）贴扎后进行训练。

（2）贴扎后不可造成活动受限或引起任何的不适。

（五）核心稳定不足

核心肌群主要涵盖腹部、背部和臀部的肌群，对脊柱和骨盆的稳定性起重要作用。偏瘫后核心肌群稳定不足可以导致骨盆的倾斜，影响下肢运动功能与平衡功能的恢复。

1. 贴扎目的　激活核心肌群（腹直肌、腹外斜肌、多裂肌），稳定骨盆，增加感觉输入。

2. 贴扎方法

（1）腹直肌肌肉促进贴扎：量裁适当长度的 I 形贴布 2 条，左右各一，锚固定于腹中线两侧肋弓下缘，尾以自然拉力沿腹直肌延展至下腹部，如图 2-130 所示。

（2）腹外斜肌肌肉促进贴扎：量裁适当长度的 I 形贴布 2 条，左右各一，手臂上举，身体转向同侧最大角度，锚固定于髂前上棘内侧，尾以自然拉力沿腹外斜肌走向贴至躯干背侧第10~12 肋骨，对侧同方法贴上，如图 2-131 所示。

（3）竖脊肌肌肉促进贴扎：量裁适当长度的 I 形贴布 2 条，左右各一，身体前屈，锚点固定于尾椎旁，尾端以自然拉力沿脊柱旁向上贴至第 12 胸椎旁，对侧同法贴上，如图 2-132 所示。

3. 建议相关康复治疗　锻炼核心肌群肌肉耐力，改善姿势，在进行贴扎治疗的同时可以选择增强控制能力和本体感觉的训练，如不稳定平面上的闭链训练。

（六）偏瘫步态

偏瘫患者常表现出单侧痉挛性步态，贴扎治疗可以促进软组织的平衡从而改善步态。

1. 贴扎目的　改善髋关节屈曲角度不足及骨盆旋转角度，改善膝关节过伸、髋关节内收内旋，改善足下垂、足内翻。

2. 贴扎方法

（1）对于膝关节过伸可针对相关肌肉群采取肌肉贴扎技术，如股四头肌肌肉抑制贴扎。

1）贴布形状：Y 形贴布。

2）摆位：屈膝摆位。

3）操作:锚固定于胫骨粗隆,尾从髌骨两侧以自然拉力沿股骨长轴延展贴至髂前上棘处,如图 2-160 所示(ER2-146)。

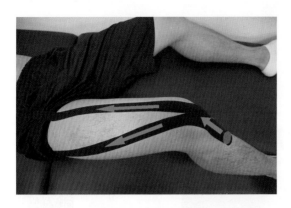

图 2-160　偏瘫股四头肌肌肉抑制贴扎示意图

ER2-146　偏瘫股四头肌肌肉抑制贴扎

（2）对于膝关节过伸可针对相关肌肉群采取肌肉贴扎技术,如腘绳肌肌肉促进贴扎。

1）贴布形状:Y 形贴布。

2）摆位:伸膝摆位。

3）操作:锚固定于坐骨结节下方,尾以自然拉力分别沿内外侧肌走向延展贴至胫骨内外侧方处,如图 2-161 所示(ER2-147)。

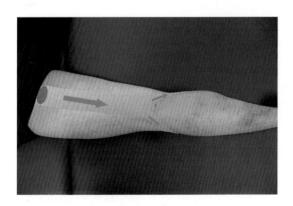

图 2-161　偏瘫腘绳肌肌肉促进贴扎示意图

ER2-147　偏瘫腘绳肌肌肉促进贴扎

（3）对于髋关节内收内旋可采取感觉输入螺旋贴扎

1）贴布形状:I 形贴布。

2）摆位:站立位,双脚与肩同宽。

3）操作:锚固定于腰骶部,尾以自然拉力从臀部通过大转子斜下至大腿前内侧,围绕大腿数圈后延展贴至髌骨内侧处,如图 2-162 所示(ER2-148)。

（4）对于足下垂、足内翻,可针对相关肌肉群采取肌肉贴扎技术,如胫骨前肌与腓骨长短肌肌肉促进贴扎。

1）贴布形状:2 条 I 形贴布。

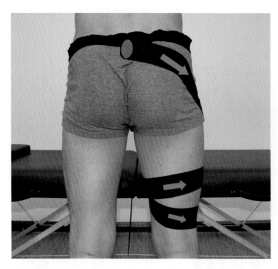

图 2-162 偏瘫髋关节内收内旋感觉输入螺旋贴扎示意图

ER2-148 偏瘫髋关节内收内旋感觉输入螺旋贴扎

2）摆位:踝跖屈摆位。

3）操作:锚固定于胫骨外侧上 1/3 处,尾以自然拉力向延展贴至足背中间处;另一条贴布锚固定于腓骨小头,尾以自然拉力延展贴至外踝,如图 2-163 所示(ER2-149)。

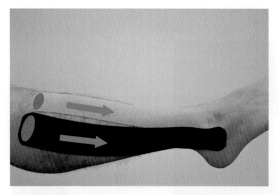

图 2-163 偏瘫胫骨前肌与腓骨长短肌肌肉促进贴扎示意图

ER2-149 偏瘫胫骨前肌与腓骨长短肌肌肉促进贴扎

（5）对于足下垂、足内翻,可针对相关肌肉群采取肌肉贴扎技术,亦可配合小腿后肌群肌肉抑制贴扎。

1）贴布形状:Y 形贴布。

2）摆位:踝背屈摆位。

3）操作:贴布锚固定于足底足跟处,尾以自然拉力向沿小腿两侧延展贴至股骨内外髁处,如图 2-164 所示(ER2-150)。

3. 建议相关康复治疗 可配合神经康复治疗的步态训练与运动。

4. 注意事项

（1）贴扎后进行训练。

（2）贴扎后不可造成活动受限或引起任何的不适。

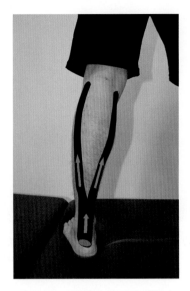

图 2-164　偏瘫小腿后肌群肌肉
抑制贴扎示意图

ER2-150　偏瘫小腿后肌群
肌肉抑制贴扎

（卞荣　周文强　王刚　黄俊民）

二、吞咽障碍

指口腔、咽、食管等吞咽器官发生病变时,患者的饮食出现障碍。如随意性舌运动的开始时间延迟、吞咽相关肌群的运动迟缓、无力、协调性减低;或者是吞咽肌群收缩过度,如舌骨下肌群的肌张力过高,对抗了舌骨上肌群的作用力,限制了舌喉复合体的正常运动。

（一）吞咽肌群迟缓

1. 贴扎目的　促进相关迟缓吞咽肌群的收缩,促使其综合力矩方向朝前上方,使舌骨和喉部向前上方运动,辅助完成吞咽动作,减少误吸。

2. 贴扎方法

（1）舌骨和喉部运动无力,吞咽动作完成困难,采取肌肉贴扎。

1）贴布形状:采用 I 形或 Y 形贴布。

2）摆位:患者取坐位或仰卧,头部中立,仰头。

3）操作:锚固定于一侧下颌部的部分颈部肌群、部分吞咽肌群起始部,尾用自然拉力向下经颈前向胸骨延展贴于此侧部分颈部肌群、部分吞咽肌群止点,如图 2-165 所示（ER2-151）。用同样方法再贴扎另一侧。

（2）如吞咽无力伴面部麻木,面肌运动无力者,采取神经贴扎,增加面部神经的感觉输入,促进神经支配的面部肌肉的运动,以辅助吞咽。

1）贴布形状:采用爪形贴布。

2）摆位:患者取坐位或仰卧,稍抬头,转向健侧。

3）操作:锚点固定于患侧外耳前方,尾端以自然拉力沿三叉神经走向分别贴至前额、上颌及下颌,如图 2-166 所示（ER2-152）。

（3）如吞咽无力伴面部麻木,面肌运动无力者,采取面部感觉输入贴扎

1）贴布形状:采用一条或数条爪形贴布。

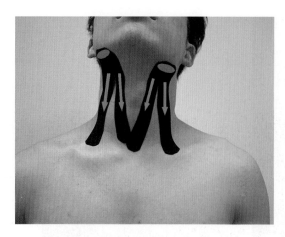

图 2-165 吞咽肌群迟缓、舌骨和喉部运动
无力的肌肉贴扎示意图

ER2-151   吞咽肌群迟缓、舌骨和
喉部运动无力的肌肉贴扎

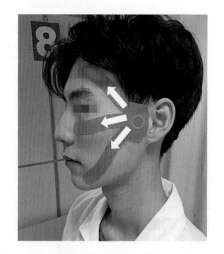

图 2-166 吞咽肌群迟缓三叉神经贴扎示意图

ER2-152   吞咽肌群迟缓
三叉神经贴扎

2）摆位：患者取坐位或仰卧，稍抬头，转向健侧。

3）操作：锚固定于患侧外耳前方，尾以自然拉力延展贴至前额、上颌及下颌，如图 2-167 所示（ER2-153）。

（4）如颈后吞咽辅助肌群迟缓，则增加贴扎促进颈后迟缓的吞咽辅助肌群收缩。

1）贴布形状：采用 Y 形贴布。

2）摆位：患者取坐位，下巴内收，颈屈曲。

3）操作：锚点固定于发际下方，尾部沿脊柱两侧贴至第 4 胸椎位置，如图 2-168 所示（ER2-154）。

（5）如颈后吞咽辅助肌群紧张，则利用贴扎缓解痉挛的颈后吞咽辅助肌群。

1）贴布形状：采用 Y 形贴布。

2）摆位：患者取坐位，头转向一侧，眼睛看向头转向侧的腋窝。

3）操作：锚固定于肩峰处，尾以自然拉力向上贴于乳突后外侧（颈夹肌止点），另一尾以自然拉力向上沿上斜方肌走向贴于发际下方，如图 2-169 所示（ER2-155）。

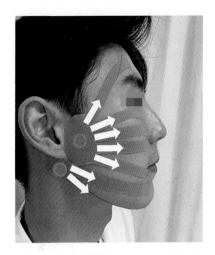

图 2-167　吞咽肌群迟缓感觉贴扎示意图

ER2-153　吞咽肌群迟缓
感觉贴扎

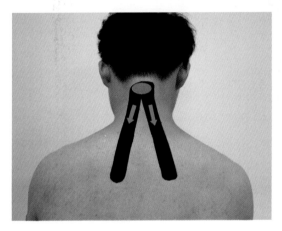

图 2-168　吞咽肌群迟缓颈后吞咽辅助肌群的
肌肉促进贴扎示意图

ER2-154　吞咽肌群迟缓颈后
吞咽辅助肌群的肌肉促进贴扎

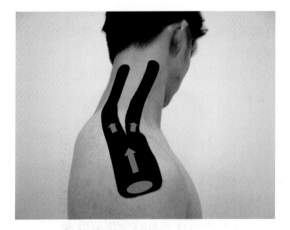

图 2-169　吞咽肌群迟缓颈后吞咽辅助肌群的
肌肉抑制贴扎示意图

ER2-155　吞咽肌群迟缓颈后
吞咽辅助肌群的肌肉抑制贴扎

3. 建议相关康复治疗　根据患者的病情建议可配合下列康复治疗:改善食物的物理性状、面部及咽肌的功能训练、吞咽肌的电刺激和黏膜的冷、热、酸刺激、腹式呼吸训练、进食摆位调整,中西药物治疗、针灸治疗和心理治疗等。

（二）吞咽肌群紧张

1. 贴扎时机　抑制紧张吞咽肌群的过度收缩,辅助完成吞咽动作。

2. 贴扎方法

（1）为减弱舌骨下肌群过度收缩对舌喉复合体的影响。

1）贴布形状:采用倒 Y 形贴布。

2）摆位:患者取坐位,头部中立位,仰头。

3）操作:锚固定于一侧部分颈部肌群、部分吞咽肌群止点,尾用自然拉力向上延展贴于一侧部分颈部肌群、部分吞咽肌群起始处,如图 2-170 所示。同样方法再贴扎另一侧(ER2-156)。

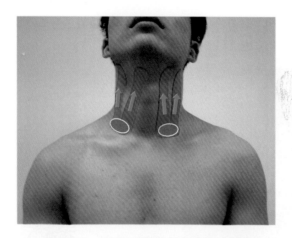

图 2-170　吞咽肌群紧张肌肉贴扎示意图

ER2-156　吞咽肌群紧张肌肉贴扎

（2）如果检查发现颈后吞咽辅助肌群迟缓或紧张时,贴扎方法同吞咽肌群迟缓时肌肉贴扎技术,如图 2-168、图 2-169 所示。

3. 建议相关康复治疗　根据患者的病情建议可配合下列康复治疗:改善食物的物理性状、面部及咽肌的功能训练、吞咽肌的电刺激和黏膜的冷、热、酸刺激、腹式呼吸训练、进食体位调整,中西药物治疗、针灸治疗和心理治疗等。

4. 注意事项　注意患者颈后肌群的紧张度,颈后肌群的迟缓和紧张运用不同的贴扎方法。参与吞咽的主要肌群包括舌骨上、下肌群。辅助吞咽的肌群有:头夹肌、斜方肌、颈夹肌、头半棘肌等。

（乔蕾　王刚）

三、其他

（一）周围性面瘫

周围性面瘫是指因受寒、病毒感染和自主神经功能紊乱等导致面神经炎症、缺血、水肿等,表现为额纹消失,口角偏斜,不能皱眉、闭眼、鼓腮、露齿、吹哨等。

1. 贴扎目的　增加感觉输入,促进局部循环及瘫痪肌肉收缩,减轻局部神经压力;改善因面神经水肿、受压等引起的疼痛、瘫痪等症状。

2. 贴扎方法　可采用肌肉贴扎方式(或淋巴贴扎方式)。

1)贴布形状:采用2条爪形贴布。

2)摆位:患者取坐位,头部中立位,仰头。

3)操作:锚固定于太阳穴,尾用自然拉力向上延展至眉弓上方与眼睑下方;另一条贴布锚固定耳前颞下颌关节处,尾用自然拉力延展至鼻翼旁与下颌角,如图 2-171 所示(ER2-157)。

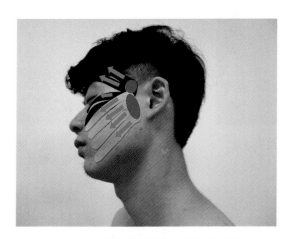

图 2-171　周围性面瘫肌肉贴扎示意图

ER2-157　周围性面瘫肌肉贴扎

3. 建议相关康复治疗　急性期可以搭配尚可搭配超短波减轻水肿;恢复期可采用面部肌肉电刺激、主动运动疗法,促进瘫痪肌肉恢复。

4. 注意事项

(1)可进行神经电生理检查,以排除神经病变,或者局部探查了解神经卡压情况。

(2)头发较多,可用剪刀稍稍减除,不得使用剃须刀。因为剃须刀刮除后,会造成皮肤的损伤。

（二）股外侧皮神经炎

股外侧皮神经发自腰丛,分布于大腿外侧皮肤。在该神经走行中,如果受到卡压、外伤等,可出现大腿外侧皮肤的感觉过敏、麻木。感觉异常区域边界清晰,主要是痛觉与温度觉减退而压觉存在,股四头肌肌力正常。

1. 贴扎时机　改善感觉输入,减轻局部麻木及其他感觉异常。

2. 贴扎方法　可采用淋巴贴扎或漂流贴扎等感觉输入贴扎。

1)贴布形状:裁剪2条适当长度、均分为四等分的爪形贴布。

2)摆位:患者舒适侧卧位,下肢充分暴露感觉异常区域。

3)操作:锚固定于大转子处,尾用自然拉力向前下方延展覆盖大腿前外侧感觉异常部位;另一条向后下方延展覆盖大腿后外侧感觉异常部位,如图 2-172 所示(ER2-158)。

3. 注意事项

(1)此病症经常数年不见好转,时轻时重。

(2)该病症并无肌肉萎缩或运动障碍。

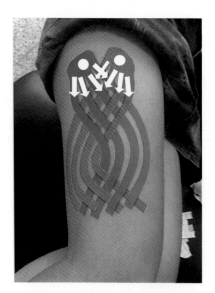

图 2-172 股外侧皮神经炎感觉
输入贴扎示意图

ER2-158 股外侧皮神经
炎感觉输入贴扎

（黄俊民 徐旭斌 卞荣）

第七节 常见儿童疾患的贴扎运用

一、脑性瘫痪

诊断脑瘫患儿的必备条件包括中枢性运动障碍持续存在、运动和姿势发育异常、反射发育异常、肌张力及肌力异常等。

在具体治疗技术方面，除配合康复训练外，考虑到脑瘫患儿肌肉产生的绝对力矩较小，肉毒毒素注射解决肌肉局灶痉挛为较高循证推荐，而肌内效贴的循证依据渐多，近年有不少正性结果，其他诸如系列高分子绷带矫形、生物力学矫形鞋（足垫）、姿势矫正衣等也屡有应用。另外，动态核心肌肉稳定性的提高对于运动能力来说也十分重要，通过腹肌、脊柱周围肌群的肌力或者是其他肌肉良好的协调和中枢系统对腹内压的控制来实现提高核心稳定性。

脑性瘫痪有着较为复杂的综合征，单一考虑某块肌肉进行对症治疗常不能达到预期效果，整体考虑才是解决相应症状必不可少的环节。

本节主要介绍小儿脑瘫伴发的各类异常姿势、畸形等的贴扎方法。同时对于在建议相关康复治疗方面，原则上配合康复训练外，应考虑到患儿肌肉状况。对于各项贴扎的运用时可并用不同贴法，也可配合感觉输入、引导贴扎（I 形螺旋贴扎等）。

（一）拇指内收

1. 贴扎目的 抑制拇指内收，促进拇指外展。

2. 贴扎方法

（1）肌肉贴扎

1）贴布形状:采用 I 形贴布对半裁剪(宽 2.5cm)。

2）摆位:拇屈曲、内收摆位。

3）操作:锚固定于尺桡骨近端中间,尾以自然拉力或中度拉力沿前臂背侧延展至拇指远节,如图 2-173 所示(ER2-159)。

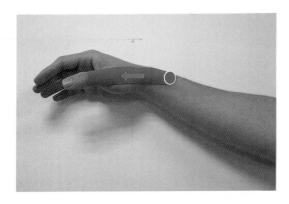

图 2-173 脑瘫拇指内收肌肉贴扎示意图

ER2-159 脑瘫拇指
内收肌肉贴扎

（2）肌肉贴扎合并筋膜引导

1）贴布形状:采用 I 形贴布。

2）摆位:拇伸展位。

3）操作:中间镂空,锚固定于手背外侧,拇指沿"镂空"的洞穿过,尾以自然拉力或中度拉力延展至掌心,如图 2-174 所示(ER2-160)。

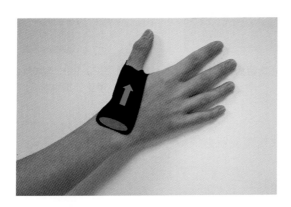

图 2-174 脑瘫拇指内收肌肉贴扎,
筋膜引导贴扎示意图

ER2-160 脑瘫拇指内收肌肉
贴扎,筋膜引导贴扎

（3）筋膜引导

1）贴布形状:采用 X 形贴布。

2）操作:贴布中点为锚,固定于拇指外侧,尾贴布分别往第 2 掌骨的背面、掌面位置贴上,如图 2-175 所示(ER2-161)。

（4）拇指矫正外旋贴扎

1）贴布形状:采用 I 形贴布。

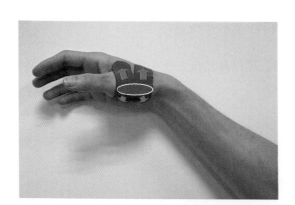

图 2-175　脑瘫拇指内收筋膜引导贴扎示意图

ER2-161　脑瘫拇指内
收筋膜引导贴扎

2）摆位：大拇指外展及屈曲的功能性姿势。

3）操作：锚固定于桡侧茎突上方，贴布经虎口背侧，以自然拉力环绕大拇指贴上，如图 2-176 所示（ER2-162）。

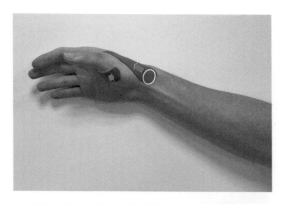

图 2-176　脑瘫 I 形拇指矫正外旋贴扎示意图

ER2-162　脑瘫 I 形拇指
矫正外旋贴扎

（二）腕下垂

1. 贴扎目的　促进腕关节背伸，放松腕屈肌群。

2. 贴扎方法

（1）肌肉贴扎：促进腕关节背伸贴扎。

1）贴布形状：采用爪形贴布。

2）摆位：肘关节伸直，腕关节背伸。

3）操作：锚固定于肘关节外侧，沿前臂、手背以爪形以自然拉力延展至手指根部，如图 2-177 所示（ER2-163）。

（2）筋膜引导：放松腕屈肌群贴扎

1）贴布形状：采用 I 形贴布。

2）摆位：肘关节伸直，腕关节背伸。

3）操作：锚固定于掌根部，沿前臂以自然拉力延展至肘关节内侧，如图 2-178 所示（ER2-164）。

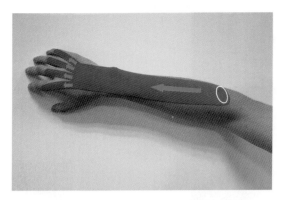

图 2-177 脑瘫腕下垂肌肉促进贴扎示意图

ER2-163 脑瘫腕下垂
肌肉促进贴扎

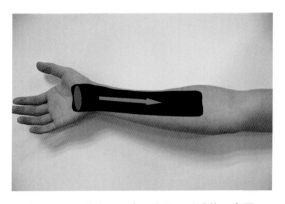

图 2-178 脑瘫 I 形放松腕屈肌群贴扎示意图

ER2-164 脑瘫 I 形放松
腕屈肌群贴扎

（三）圆肩

1. 贴扎目的　促进胸廓打开，矫治含胸驼背。

2. 贴扎方法

肌肉贴扎

1）贴布形状：采用 2 条 I 形贴布。

2）摆位：坐位或立位，躯干充分伸展，可用双手抱头，双肘向后打开。

3）操作：分别贴于锁骨上，锚固定于肩峰上，沿锁骨以自然拉力延展至胸骨柄端，注意不要重合，如图 2-179 所示（ER2-165）。可配合激活核心肌群的贴法。

（四）腰椎过度前凸

1. 贴扎目的　通过诱发腹直肌、腹内外斜肌的收缩，激活核心肌群，纠正腰椎过度前凸。

2. 贴扎方法

（1）肌肉贴扎、感觉输入贴扎

1）贴布形状：采用 Y 形贴布或 I 形贴布。

2）摆位：腰背伸摆位。

3）操作：锚固定于耻骨上方，尾以自然拉力或中度拉力分别沿肚脐两侧延展贴至剑突下方，如图 2-180 所示（ER2-166）。

（2）肌肉贴扎：促进腹内、外斜肌收缩

1）贴布形状：采用 2 条 I 形贴布。

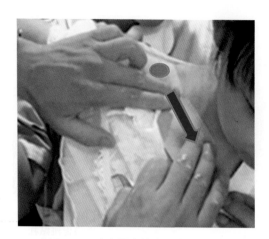

图 2-179　脑瘫圆肩的肌肉贴扎示意图

ER2-165　脑瘫圆肩的
肌肉贴扎

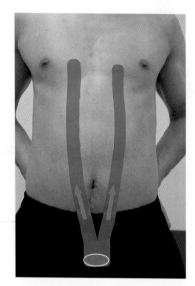

图 2-180　脑瘫腹直肌 Y 形肌肉
促进贴扎示意图

ER2-166　脑瘫腹直肌 Y 形
肌肉促进贴扎

2）摆位:同侧腹内斜肌时及对侧腹外斜肌贴扎时,向对侧旋转摆位。

3）操作:锚固定于髂前上棘,尾以自然拉力或中度拉力沿同侧腹内斜肌、对侧腹外斜肌的走向延展至对侧肋弓下缘与腋中线交点处,两侧贴法相同,如图 2-181 所示(ER2-167)。

（3）感觉输入、筋膜引导

1）贴布形状:采用 I 形贴布

2）操作:贴布中间为锚,固定于 $L_4 \sim L_5$ 棘突位置,两尾以自然拉力或中度拉力沿两侧髂骨嵴贴至两侧髂前上棘,如图 2-182 所示(ER2-168)。

（4）筋膜引导:放松斜方肌下部和背阔肌贴扎摆位

1）贴布形状:采用 Y 形贴布。

2）摆位:坐位或立位,肩关节屈曲 90°。

3）操作:锚固定于肱骨小结节下方,尾以自然拉力沿斜方肌下部和背阔肌走向贴上,对侧以同样方法贴上,如图 2-183 所示(ER2-169)。

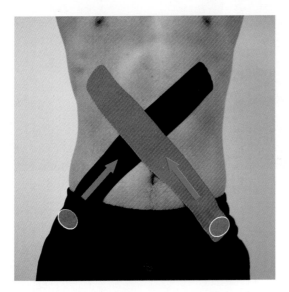

图 2-181　脑瘫腹内外斜肌 I 形肌肉促进
贴扎示意图

ER2-167　脑瘫腹内外斜肌
I 形肌肉促进贴扎

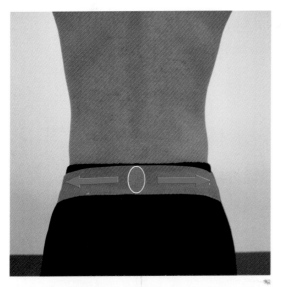

图 2-182　脑瘫腰椎过度前凸筋膜引导贴扎示意图

ER2-168　脑瘫腰椎过度
前凸筋膜引导贴扎

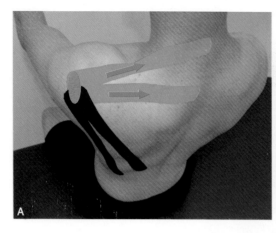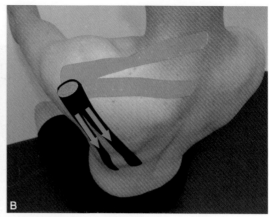

图 2-183 脑瘫 Y 形放松筋膜引导贴扎技术示意图
A.斜方肌下部；B.背阔肌

（五）脊柱侧凸

1. 贴扎目的 促进躯干控制，促进椎体旋转，改善不良姿势。

2. 贴扎方法

肌肉贴扎：促进竖脊肌对称收缩

1）贴布形状：采用 Y 形贴布。

2）摆位：立位或躯干前屈位。

3）操作：锚固定于骶骨上，尾沿脊柱两侧向上延展，凹侧贴布的尾施加自然拉力，凸侧贴布的尾加中度拉力，如图 2-184 所示（ER2-170）。

ER2-169 脑瘫
Y 形放松筋膜引
导贴扎技术

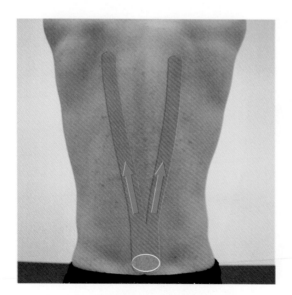

图 2-184 脑瘫竖脊肌肌肉促进贴扎示意图

ER2-170 脑瘫竖脊肌
肌肉促进贴扎

（六）髋内（外）旋

1. 贴扎目的 改善感觉输入，纠正髋关节内、外旋。

2. 贴扎方法

感觉输入贴扎、筋膜引导:以纠正髋关节内旋为例(注:若为纠正髋外旋,锚固定于髋关节内侧,螺旋方向相反)。

1)贴布形状:采用 I 形螺旋贴布。

2)摆位:髋膝关节伸展。

3)操作:锚固定于髋关节外侧,其余贴布以自然拉力由向内下环绕大腿贴上,尾以轻度或中度拉力延展于胫骨中部内侧,如图 2-185 所示(ER2-171)。

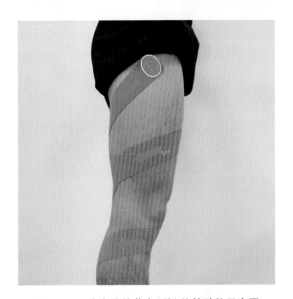

图 2-185　脑瘫髋关节内(外)旋转贴扎示意图

ER2-171　脑瘫髋关节内(外)旋转贴扎

3. 建议相关康复治疗　配合康复训练外,应考虑到患儿肌肉状况。

4. 注意事项

(1) 可配合感觉输入、引导贴扎(I 形螺旋贴扎等)。

(2) 如步行时有内外"八"字,可结合踝关节内外翻的贴法,适配生物力学矫形足垫。

(七)髋内收肌痉挛

1. 贴扎目的　改善感觉输入、放松髋内收肌群,矫治剪刀步态。

2. 贴扎方法

肌肉贴扎、感觉输入贴扎

1)贴布形状:采用 I 形或 Y 形贴布。

2)摆位:仰卧位,髋关节外展。

3)操作:锚固定于胫骨内侧髁的内下方,尾包覆髋内收肌群,延展于腹股沟下方,如图 2-186 所示(ER2-172)。

(八)髋内收肌松弛

1. 贴扎目的　加强感觉输入、促进髋内收肌群收缩,改善步宽。

2. 贴扎方法

肌肉贴扎、感觉输入贴扎

1)贴布形状:采用 I 形贴布。

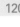

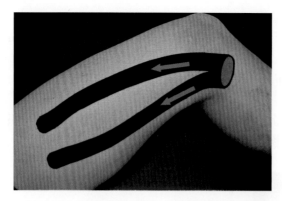

图 2-186　脑瘫髋内收肌群 Y 形放松贴扎示意图

ER2-172　脑瘫髋内收肌群
Y 形放松贴扎

2）摆位:仰卧位,屈髋屈膝,足平放于床面上,中立位。

3）操作:锚固定于耻骨联合处或腹股沟下方,顺着大腿内侧以自然拉力延展至膝关节胫骨内侧髁,如图 2-187 所示(ER2-173)。

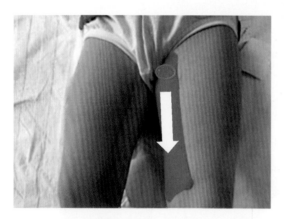

图 2-187　脑瘫髋内收肌 I 形促进贴扎示意图

ER2-173　脑瘫髋内收肌
I 形促进贴扎

（九）膝屈曲

1. 贴扎目的　稳定膝关节,促进股四头肌收缩。

2. 贴扎方法

（1）肌肉贴扎:促进股四头肌收缩。

1）贴布形状:采用用 Y 形贴布。

2）摆位:仰卧位,膝关节屈曲。

3）操作:锚固定于大腿根部位置,尾沿股四头肌肌腹,以自然拉力包覆髌骨两侧至胫骨粗隆汇合,如图 2-188 所示(ER2-174)。

（2）肌肉贴扎:筋膜引导:膝关节支持

1）贴布形状:采用 I 形贴布。

2）摆位:仰卧位,膝关节屈曲。

3）操作:锚固定于胫骨粗隆上方,尾以自然拉力沿两侧侧副韧带延展,如图 2-189 所示(ER2-175)。

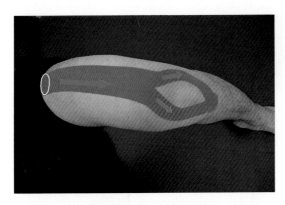

图 2-188　脑瘫股四头肌 Y 形促进贴扎示意图

ER2-174　脑瘫股四头肌
Y 形促进贴扎

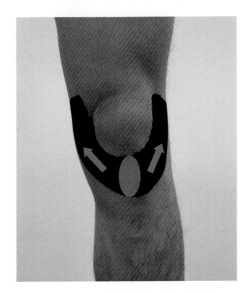

图 2-189　脑瘫膝关节 I 形促进筋膜
引导贴扎示意图

ER2-175　脑瘫膝关节
I 形促进筋膜引导贴扎

（十）膝关节过伸（反张）

1. 贴扎目的　促进腘绳肌收缩、稳定膝关节、改善肌群协调，加强感觉输入。

2. 贴扎方法

（1）肌肉贴扎：促进腘绳肌收缩。

1）贴布形状：采用 Y 形贴布。

2）摆位：俯卧位，下肢屈曲至腘窝角 90°。

3）操作：锚固定于大腿后方臀横纹下方，沿大腿向下方，两尾分别以自然拉力延展于腘窝两侧，如图 2-190 所示（ER2-176）。

（2）功能矫正

1）贴布形状：采用 I 形贴布。

2）摆位：俯卧位，下肢屈曲至腘窝角 135°。

3）操作：贴布两端为锚，固定于小腿及大腿的中部，首先使贴布中断悬空，再将小腿拉至伸展位，展平贴布，中间段可施加中度拉力，如图 2-191 所示（ER2-177）。

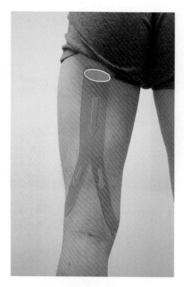

图 2-190　脑瘫腘绳肌 Y 形促进
贴扎示意图

ER2-176　脑瘫腘绳肌
Y 形促进贴扎

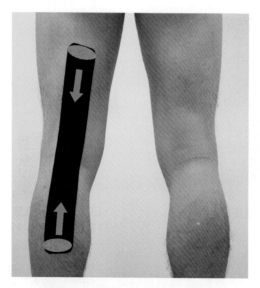

图 2-191　脑瘫膝关节过伸功能矫正
贴扎示意图

ER2-177　脑瘫膝关节
过伸功能矫正贴扎

3. 注意事项

（1）脑瘫患儿的"膝关节过伸"，股四头肌肌力下降、小腿三头肌痉挛常常也是原因之一，通过评估，如发现股四头肌肌力下降，辅以股四头肌肌肉促进贴扎。

（2）小腿三头肌痉挛伴有尖足，辅以放松小腿三头肌贴扎。下肢伸肌痉挛参照膝关节过伸贴扎。

（十一）踝跖屈（尖足）

1. 贴扎目的　改善感觉输入、矫正足踝位置，促进踝背屈，缓解小腿三头肌痉挛。

2. 贴扎方法

（1）肌肉贴扎：促进胫前肌收缩。

1）贴布形状:采用 I 形贴布。

2）摆位:踝跖屈位。

3）操作:锚在胫骨外侧上 1/3,以自然拉力向内、外踝间延展,尾在足背处(因要适度避免胫前肌的足内翻作用,故尾端并不完全在止点),如图 2-192 所示(ER2-178)。

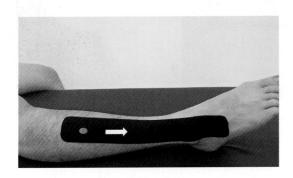

图 2-192　脑瘫胫前肌 I 形促进贴扎示意图

ER2-178　脑瘫胫前肌
I 形促进贴扎

（2）功能矫正

1）贴布形状:采用 I 形贴布。

2）摆位:足背屈摆位。

3）操作:贴布两端为锚,分别固定于胫骨中上段及足背处,首先使贴布中段悬空,再将足踝摆位至充分跖屈姿势,展平贴布,中间段可施加中度拉力,如图 2-193 所示(ER2-179)。

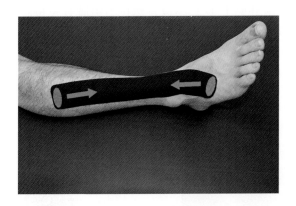

图 2-193　脑瘫足下垂功能矫正贴扎示意图

ER2-179　脑瘫足下垂
功能矫正贴扎

（3）筋膜引导:放松小腿三头肌

1）贴布形状:采用 Y 形贴布。

2）摆位:俯卧位,双下肢伸展。

3）操作:锚固定于足跟部,尾以自然拉力沿腓肠肌两侧肌腹向上延展贴于腘窝下,包覆小腿肌肉,如图 2-194 所示(ER2-180)。

3. 建议相关康复治疗

（1）一般情况下,踝跖屈(尖足)由小腿三头肌痉挛引起,踝关节活动受限,需要先通过

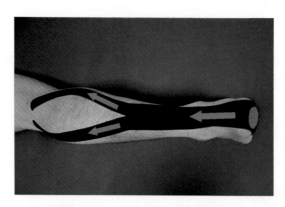

图 2-194　脑瘫小腿三头肌 Y 形
筋膜引导贴扎示意图

ER2-180　脑瘫小腿三头肌
Y 形筋膜引导贴扎

系列高分子绷带或 A 型肉毒毒素注射解决尖足后,再辅以贴扎。

(2) 如同时伴有内外翻,则在促进胫前肌收缩贴扎时,尾选择从足内侧(外翻)或外侧(内翻)穿过足底至对侧足背。

(十二)足内/外翻

1. 贴扎目的　稳定踝关节,矫治足内/外翻。

2. 贴扎方法

(1) 功能矫正:矫治足内翻

1) 贴布形状:采用 I 形贴布。

2) 摆位:仰卧,足踝正中位或轻度足外翻位。

3) 操作:锚固定于外踝上方或小腿外侧上 1/3,尾以自然拉力沿腓骨长短肌肌腹经外踝向足底延展,绕至足内侧,如图 2-195 所示(ER2-181)。

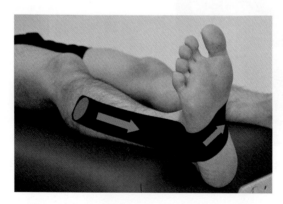

图 2-195　脑瘫外踝 I 形功能矫正贴扎示意图

ER2-181　脑瘫外踝 I 形
功能矫正贴扎

(2) 功能矫正:矫治足外翻

1) 贴布形状:采用 I 形贴布。

2) 摆位:仰卧,足踝正中位或轻度足内翻位。

3) 操作:锚固定于内踝上方或胫骨外侧上 1/3,尾以自然拉力沿胫前肌肌腹经内踝,从足弓向足底延展,绕至足外侧,如图 2-196 所示(ER2-182)。

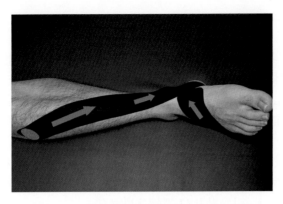

图 2-196　脑瘫内踝 I 形功能矫正贴扎示意图　　　　ER2-182　脑瘫内踝
I 形功能矫正贴扎

3. 注意事项　贴扎拉力要适度,先以自然拉力观察矫正情形与患儿皮肤状况再决定是否给予更强拉力。

(十三)踇外翻

1. 贴扎目的　足底筋膜引导,提升足弓。

2. 贴扎方法

(1) 功能矫正

1) 贴布形状:采用 I 形贴布。

2) 摆位:坐或卧位。

3) 操作:锚固定于足跟内侧,尾沿足内侧向前延展贴至第 1 跖骨头处,将踇趾向足内侧展开贴至踇趾尖,勿覆盖趾甲面,如图 2-197 所示的足内弓贴扎(ER2-183)。

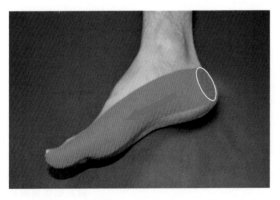

图 2-197　脑瘫踇外翻贴扎示意图,足内弓贴为
矫正功能贴扎,足背贴为筋膜引导贴扎　　　　ER2-183　脑瘫踇外翻
功能矫正贴扎

(2) 筋膜引导

1) 贴布形状:采用 I 形贴布。

2) 摆位:坐或卧位。

3) 操作:锚为贴布的中段,固定于足背部后,将贴布两端的尾以轻度拉力延展绕过足底贴于足外侧,两端不能重合,如图 2-197 所示的足背贴。

二、运动发育迟缓

发育迟缓表现往往是多方面的,多有体格发育、运动发育及智力发育落后,但也可以某一方面为突出表现,应向小儿科医师做详细咨询,以确认是否需要做进一步的检查,以了解孩子的生理发展是否受到了影响。儿童神经心理发育的水平表现在儿童在感知、运动、语言和心理等过程中的各种能力,对这些能力的评价仅能判断儿童神经心理发育的水平,没有诊断疾病的意义。

本节主要就促进发育落后的儿童的粗大运动发育给予肌内效贴扎示例。同时对于在建议相关康复治疗方面,原则上配合康复训练外,应考虑到患儿肌肉状况。对于各项贴扎的运用时可并用不同贴法,也可配合感觉输入、引导贴扎(I 形螺旋贴扎等)。

（一）促进头部控制

1. 贴扎目的　改善感觉输入,促进斜方肌竖脊肌等肌肉收缩,提高头的控制能力。

2. 贴扎方法

（1）增加感觉输入贴扎,肌肉贴扎:促进斜方肌远固定点收缩

1）贴布形状:采用 Y 形贴布。

2）摆位:颈对侧侧屈摆位。

3）操作:锚固定在肩峰,尾以自然拉力或中度拉力沿斜方肌下束纤维和上束纤维走向贴上,对侧以同样方法贴上,如图 2-198 所示（ER2-184）。

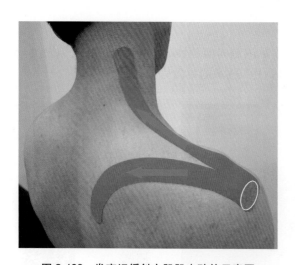

图 2-198　发育迟缓斜方肌肌肉贴扎示意图

ER2-184　发育迟缓
斜方肌肌肉贴扎

（2）增加感觉输入贴扎,肌肉贴扎:促进两侧竖脊肌的收缩

1）贴布形状:采用 Y 形贴布。

2）摆位:腰前屈摆位。

3）操作:左右各一条,锚固定于髂峰尾以自然拉力延展贴至颈项部,如图 2-199 所示（ER2-185）。

（二）促进翻身

1. 贴扎目的　改善感觉输入、通过两个方向的剪力使躯干回旋,增加筋膜的活动度,诱

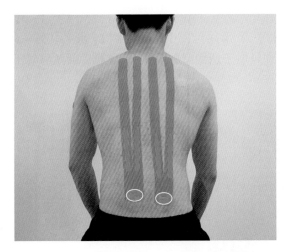

图 2-199　发育迟缓竖脊肌引导贴扎示意图

ER2-185　发育迟缓竖
脊肌引导贴扎

导翻身活动。

2. 贴扎方法

引导翻身感觉输入、筋膜贴扎

1）贴布形状：采用 2 条 Y 形贴布。

2）摆位：健侧在上侧卧位，患侧下肢屈曲，转向健侧，患侧手臂上举反向伸展躯干。

3）操作：一条锚固定于脐下靠近腹中线处，尾以自然拉力或中度拉力沿腹外斜肌走行斜向外上延展贴于胸椎旁第 11、12 肋骨上。另一条 Y 形贴布，锚固定于第 4 肋骨水平腋中线，尾以自然拉力或中度拉力沿肋骨走向分别延展贴于肋弓下缘和剑突，如图 2-200 所示（ER2-186）。

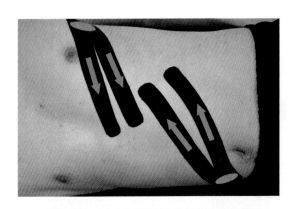

图 2-200　发育迟缓引导翻身贴扎示意图

ER2-186A　发育迟缓引导翻身贴扎 1

ER2-186B　发育迟缓引导翻身贴扎 2

（三）促进躯干伸展

1. 贴扎目的　改善感觉输入、促进胸腔扩张、躯干伸展。

2. 贴扎方法

（1）引导躯干伸展感觉输入、筋膜贴扎

1）贴布形状:采用 2 条 Y 形贴布。

2）操作:一条锚固定于 L_5 椎体水平,Y 形尾延展于腰椎两侧 L_1 水平。另一条 Y 形贴布,锚固定于 T_{12} 或 L_1 椎体,Y 形尾分别延展于两侧肩胛提肌、斜方肌后部及肩峰下,如图 2-201 所示(ER2-187)。

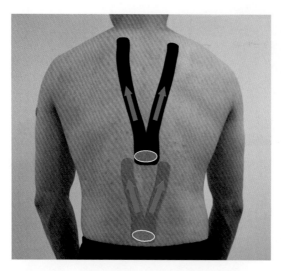

图 2-201　发育迟缓引导躯干挺直贴扎示意图

ER2-187　发育迟缓引导
躯干挺直贴扎

（2）胸腔筋膜引导

1）贴布形状:采用 I 形与 Y 形贴布。

2）操作:I 形贴布锚固定于锁骨肩峰端,尾以中度拉力沿锁骨走向贴至胸锁联合处。另一条 Y 形贴布,锚固定于胸锁联合处凹陷(胸骨角/柄),尾以中度拉力沿着胸骨柄两侧分别贴上,如图 2-202 所示(ER2-188)。

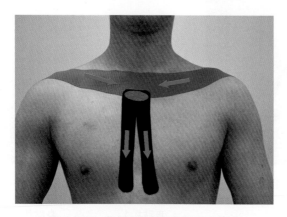

图 2-202　发育迟缓躯干伸展不足筋膜
引导贴扎示意图

ER2-188　发育迟缓躯干伸展
不足筋膜引导贴扎

（四）提升核心稳定性

1. 贴扎目的　改善感觉输入、促进竖脊肌对称性收缩、腹直肌收缩、腹内外斜肌收缩提高核心稳定。

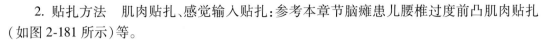

2. 贴扎方法　肌肉贴扎、感觉输入贴扎：参考本章节脑瘫患儿腰椎过度前凸肌肉贴扎（如图 2-181 所示）等。

（五）稳定下肢

1. 贴扎目的　改善感觉输入、提高下肢关节的稳定性。

2. 贴扎方法

肌肉贴扎、感觉输入贴扎

1）贴布形状：采用三条 Y 形贴布或 I 形贴布。

2）摆位：俯卧位，膝自然伸直。

3）操作：①锚固定于大腿后腘窝上方，尾以自然或中度拉力沿大腿向上延展贴至臀横纹下。对侧贴法相同。另一 I 形贴布锚固定于腘窝下方，尾以自然或中度拉力沿小腿后部延展贴至踝关节上方，对侧贴法相同。②髋关节轻度外展外旋，I 形贴布锚固定于髋外侧，经臀横纹沿大、小腿内侧延展贴至内踝上，对侧贴法相同，如图 2-203 所示（ER2-189）。

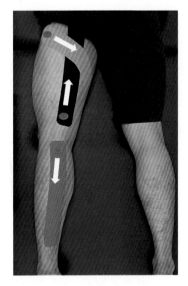

图 2-203　发育迟缓下肢稳定不足贴扎示意图　　　ER2-189A　发育迟缓下肢稳定不足贴扎　　　ER2-189B　发育迟缓下肢稳定不足贴扎

（六）促进膝关节控制

1. 贴扎目的　促进股四头肌和腘绳肌收缩，提升膝关节稳定能力。

2. 贴扎方法

（1）第一贴，促进股四头肌、提高髌骨稳定性，如图 2-188 所示。

（2）第二贴：促进腘绳肌收缩，如图 2-190 所示。

（3）第三贴：稳定膝关节，如图 2-189 所示。

（七）改善踝关节不稳

1. 贴扎目的　改善感觉输入、稳定踝关节、纠正足外（内）翻。

2. 贴扎方法

（1）空间操作贴扎：稳定踝关节（以伴扁平足患儿为例）

1）贴布形状：采用 I 形贴布。

2）操作:贴布中间给予最大拉力贴于足底,两端以自然拉力呈 U 形向内外踝延展,如图 2-204 所示(ER2-190)。

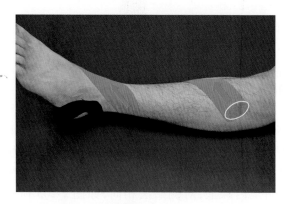

图 2-204　发育迟缓踝关节不稳贴扎示意图,
黑色贴布为空间操作

ER2-190　发育迟缓踝
关节不稳贴扎

（2）感觉输入贴扎、筋膜引导

1）贴布形状:采用 I 形螺旋贴布。

2）操作:锚定于外踝上方或小腿中段腓侧,尾向下延展包绕踝关节贴至足背(纠正足内翻,则锚放于内踝上方),如图 2-204 红色贴布。

（八）增强足底感觉输入

1. 贴扎目的　增强足底感觉输入,促进足趾肌群的抓地力。

2. 贴扎方法

感觉输入贴扎、筋膜引导

1）贴布形状:采用爪形贴布。

2）摆位:仰卧,足踝正中位。

3）操作:锚固定于足跟部,尾分叉的贴布分别以自然拉力沿足底向前延展贴于足趾部,如图 2-205 所示(ER2-191)。

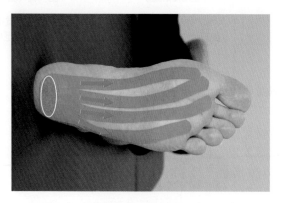

图 2-205　发育迟缓足底感觉输入贴扎示意图

ER2-191　发育迟缓足底
感觉输入贴扎

三、其他

儿童在机构、家庭康复进程中,诸如流涎、感觉异常(过敏或缺失)等较为高发、多见。这些疾患除影响个人卫生及照护外,也是影响康复疗效的不利因素。本节稍作列举。

(一)肌性斜颈

1. 贴扎目的 促进对侧胸锁乳突肌、斜方肌肌肉促进,矫正斜颈。

2. 贴扎方法

(1)肌肉贴扎:斜方肌肌肉促进贴扎

1)贴布形状:采用 Y 形贴布。

2)摆位:贴扎侧对侧侧屈及同侧旋转摆位。

3)操作:锚固定于肩峰上,尾以自然拉力沿斜方肌走向延展贴上,如图 2-206 所示(ER2-192)。

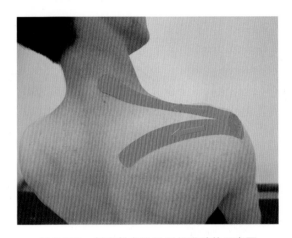

图 2-206 斜颈斜方肌 Y 形促进贴扎示意图

ER2-192 斜颈斜方肌
Y 形促进贴扎

(2)肌肉贴扎:促进对侧胸锁乳突肌

1)贴布形状:采用 I 形贴布(贴布宽 2.5cm)。

2)摆位:贴扎侧对侧侧屈及同侧旋转摆位。

3)操作:锚固定于胸锁关节胸骨端,尾以自然拉力沿胸锁乳突肌肌腹延展贴于耳后乳突下方,如图 2-207 所示(ER2-193)。

3. 建议相关康复治疗

(1)在具体治疗方面,配合康复训练外,应考虑到患儿肌肉状况。

(2)早期诊治对预防继发性头、脸、颈椎畸形非常重要。推拿、牵伸疗法适用,外观畸形可手术矫正。

4. 注意事项 为避免患儿贴扎对患侧的刺激反应,一般是在对侧胸锁乳突肌、斜方肌肌肉促进贴扎。

(二)流涎

1. 贴扎目的 改善感觉输入、引导协调相关肌群的运动。

2. 贴扎方法

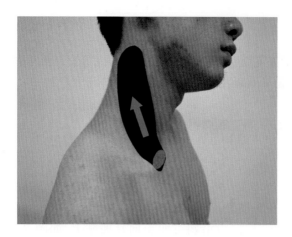

图 2-207　斜颈胸锁乳突肌 I 形促进贴扎示意图

ER2-193　斜颈胸锁乳突肌 I 形促进贴扎

感觉输入贴扎、筋膜引导贴扎

1）贴布形状：采用 Y 形贴布（宽 2.5cm 或 5cm）

2）摆位：头尽量后仰摆位。

3）操作：锚固定于胸锁关节胸骨端（或环状软骨下缘），内侧支以自然拉力沿前正中线两侧延展贴至下颌下方，外侧支沿胸锁乳突肌以自然拉力向上延展贴上，如图 2-208 所示（ER2-194）。

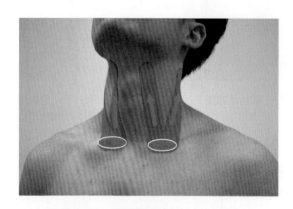

图 2-208　流涎筋膜引导贴扎示意图

ER2-194　流涎筋膜引导贴扎

3. 建议相关康复治疗　可行吞咽功能康复训练、肉毒毒素局部注射等。

（三）本体感觉失调

1. 贴扎目的　增加本体感觉输入。

2. 贴扎方法

（1）感觉输入贴扎

1）贴布形状：采用 I 形贴布 2 条。

2）摆位：上肢处解剖位。

3）操作：第一条 I 形贴布锚点固定在外侧上臂中段，尾端以自然拉力沿着上肢外侧到前臂中段贴上；另外一条锚点固定在内侧上臂中段，尾端以自然拉力沿着上肢内侧到前臂中段贴上，如图 2-209 所示（ER2-195）。

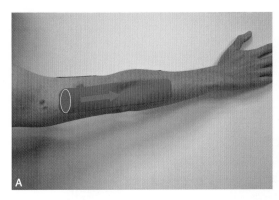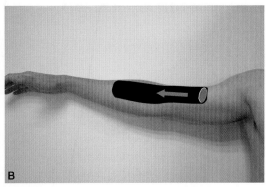

图 2-209 上肢感觉输入贴扎示意图
A.外侧;B.内侧

（2）感觉输入贴扎

1）贴布形状:采用 I 形贴布螺旋贴扎。

2）摆位:上肢处于解剖位。

3）操作:锚固定外侧上臂中段,尾以自然中度拉力经外侧向内绕肘关节处,再由肘关节处绕至前臂中段贴上,如图 2-210 所示（ER2-196）。

3. 建议相关康复治疗 在具体治疗方面,配合康复训练外,应考虑到患儿肌肉状况。

4. 注意事项 可配合感觉输入、引导贴扎（漂流贴扎等）。

ER2-195 上肢感觉输入贴扎

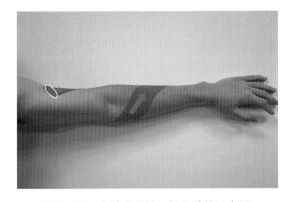

图 2-210 上肢感觉输入螺旋贴扎示意图

ER2-196 上肢感觉输入螺旋贴扎

（四）触觉敏感

1. 贴扎目的 改善局部触觉敏感。

2. 贴扎方法

感觉输入贴扎

1）贴布形状:采用 2 条爪形贴布。

2）摆位:自然放置,以上肢前臂触觉敏感为例。

3）操作:第一条爪形贴布,锚固定在前臂的上端,尾以自然拉力沿着前臂的方向至前臂中段贴上;第二条爪形贴布,锚固定在前臂中段,尾以自然拉力沿着前臂方向、腕关节、掌骨处贴上,如图 2-211 所示(ER2-197)。

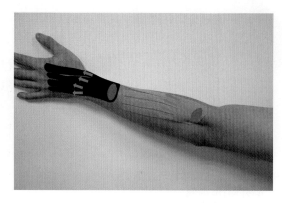

图 2-211 触觉敏感贴扎示意图

ER2-197 触觉敏感贴扎

3. 建议相关康复治疗 配合康复训练外,应考虑到患儿肌肉状况。

4. 注意事项 可配合感觉输入、引导贴扎(漂流贴扎等)。

(沈敏 刘合建 徐艳 王刚)

第八节 肿瘤术后淋巴水肿的贴扎运用

一、概述

淋巴系统是一网状的遍布全身的液体循环系统,由淋巴组织、淋巴管道及其中的淋巴液组成,是人体的重要防御体系。淋巴液通过淋巴管收缩推动向心回流,由于淋巴管内有瓣膜,可防止淋巴液反流,淋巴系统只进行"单向"流动。淋巴水肿是因为淋巴回流障碍引起的淋巴-血液循环障碍,导致富含蛋白质的液体积聚组织间隙,从而引起的包括组织水肿、慢性炎症和组织纤维化等一系列的病理改变。

淋巴贴扎技术又称"淋巴矫正""循环矫正""间隙矫正"。多采用爪形贴布,在最大限度牵拉皮肤的摆位下贴扎,锚固定于身体近端淋巴结密集的部位(如腹股沟、腋窝),尾向远端延展,覆盖肿胀的部位,采用自然拉力;亦可采用细长的 I 形贴布全程螺旋缠绕式贴扎。

淋巴贴扎技术可用于淋巴回流障碍及其他各类肿胀包括血肿等。贴扎后因皱褶的产生对皮肤有提拉作用,使皮下间隙增大,改善淋巴回流,有利于组织间液的循环。配合适当运动或按摩手法,改善肌肉与筋膜的滑动性,防止组织粘连。

在淋巴贴扎技术中,需区分以下情况:

1. 完整的淋巴结群 需按照淋巴液的流经方向,锚共同固定于完整的淋巴结群处,透过数条窄的贴布条("爪形的尾")向外辐射,共同创建一个低压区,促进淋巴液回流。

2. 淋巴结群有部分或全部淋巴结的缺损 贴扎技术亦需按照淋巴液的引流方向,通过象限之间的吻合,将积留的淋巴液运输至具有完好淋巴结的健康象限。贴布形成有效的淋巴引流通道,从而使淋巴液回流,预防组织粘连。

淋巴引流分水线将淋巴领域隔开,水平和垂直的分布,在正常生理条件下关闭,但可在病理条件下激活，使患侧淋巴液可以运输到健侧。在躯干的分水岭可以分为四部分，即用象限来表示。

（一）淋巴管输送障碍

输送淋巴液是淋巴系统的重要功能，淋巴管输送障碍有以下三种类型：

1. 高容量性功能障碍　高容量，低蛋白，动力不足。组织间隙蛋白不会增加，淋巴系统功能正常，如果负荷增加，超出了其运输能力，液体被留在组织和细胞外而发生水肿，又称"高输出障碍"或"淋巴系统动力性障碍"。如：心源性水肿、肾源性水肿、营养不良性水肿等。

2. 低容量性功能障碍　低容量，高蛋白，机械性损伤导致淋巴系统损伤引起障碍，淋巴系统负载的淋巴液的量是正常的，能够承担正常状态下的淋巴输送。如果其输送能力低于生理状态下的淋巴负荷，则称为"低输出障碍"或"淋巴系统机械性障碍"。如淋巴结去除，淋巴管机械性损伤等。

3. 淋巴瓣（安全阀）功能不全　瓣膜功能障碍，淋巴系统损伤，淋巴负荷增加，导致运输能力下降，承载能力低。在急性炎症的早期淋巴系统可能出现暂时性的动力性障碍。如心力衰竭合并癌症，癌症合并感染等现象。

（二）淋巴贴扎技术

通过贴布的回弹性和贴扎时肢体的拉伸摆位，可共同作用在皮肤上使之具有被提拉的效果，皮下组织被拉向表皮，从而使结缔组织得到松解。因此，毛细淋巴管（初始淋巴管）和结缔组织弹性纤维上皮细胞之间的纤维被推动，使初始淋巴管的瓣膜更容易被打开，促进淋巴液的回流，现有的蛋白桥梁可更容易地被分解，防止或者延迟组织纤维化。

（三）建议配合其他相关的康复治疗

引流功能是贴布的另一个重要力学作用，可使贴扎区域和相邻组织之间产生压力差，液体沿着压力差方向进行流动，从而促进淋巴液回流。因此在具体康复治疗方面，淋巴引流贴扎应配合相关的肢体关节主动运动或肌力训练等康复训练外，也可以考虑使用按摩来促进淋巴液回流。

二、上肢淋巴引流贴扎技术

（一）上臂内侧淋巴引流贴扎

淋巴结完整，上臂内侧向腋窝的淋巴引流贴扎。

1. 贴布形状　爪形或数个细条状 I 形贴布。

2. 摆位　坐位，上肢维持伸直外展。

3. 操作　锚固定于腋窝附近处，尾以自然拉力向远端延展贴在肘横纹内侧，每一细条贴布相互分开，各尾以无拉力方式固定，如图 2-212 所示（ER2-198）。

（二）上臂外侧淋巴引流贴扎

淋巴结完整，上臂外侧向锁骨上窝的淋巴引流贴扎。对于淋巴结完整的患者，大多数情况下是上臂内侧淋巴引流和外侧淋巴引流联合使用。

1. 贴布形状　爪形或数个细条状 I 形贴布。

2. 摆位　坐位，保持肘关节屈曲内收。

3. 操作　锚固定于锁骨上窝，尾以自然拉力完全覆盖肱三头肌，每一细条贴布的尾均匀分布在上臂外侧，建议应先贴上最外层的贴布，延展贴至上臂后侧远端，如图 2-213 所示（ER2-199）。

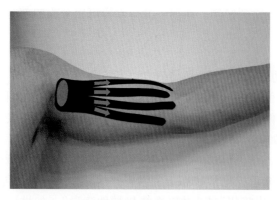

图 2-212　上臂内侧向腋窝的淋巴引流贴扎示意图

ER2-198　上臂内侧向腋窝的淋巴引流贴扎

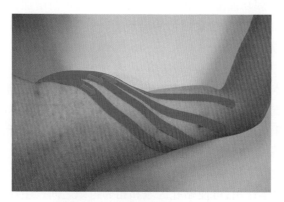

图 2-213　上臂外侧向锁骨上窝的淋巴引流贴扎示意图

ER2-199　上臂外侧向锁骨上窝的淋巴引流贴扎

（三）上臂淋巴引流贴扎：内侧和外侧（淋巴结缺损）

腋窝淋巴结部分或完全摘除的上臂内侧和外侧向锁骨上窝淋巴引流贴扎。

1. 贴布形状　2 条爪形贴布。

2. 摆位　坐位，贴内侧时肘关节伸直外展、贴外侧时肘关节屈曲内收。

3. 操作　第 1 条爪形贴布为内侧引流，锚固定锁骨上窝，保持上臂伸展位，尾以自然拉力向上臂内侧延展贴至肘关节内侧；第 2 条爪形贴布为外侧引流，锚固定于锁骨上窝，保持上臂内收屈曲位，尾以自然拉力向上臂外侧延展贴至肘关节外侧，如图 2-214 所示（ER2-200）。并将把锚点上每个细条贴布依次分开贴好。

（四）前臂淋巴引流贴扎

前臂淋巴结完整的前臂向肘部淋巴引流；若是整个手臂的淋巴引流贴扎，则需要联合上臂内外侧的淋巴引流贴扎。

1. 贴布形状　2 条爪形贴布。

2. 摆位　坐位，贴前臂内侧时手背伸位、贴前臂外侧时手掌屈位。

3. 操作　第 1 条爪形贴布为内侧引流，锚固定于肘窝内侧，保持手背伸位，尾以自然拉力向前臂内侧延展贴至腕关节处；第 2 条爪形贴布为外侧引流，锚固定于肘窝外侧，保持手掌曲位，尾以自然拉力向前臂外侧延展贴至腕关节处，如图 2-215 所示（ER2-201）。并把锚点上每个细条贴布依次分开贴好。

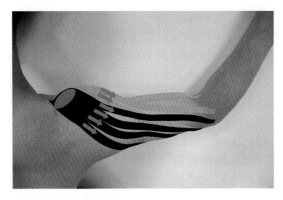

图 2-214　淋巴结缺损的上臂内外侧向锁骨上窝淋巴引流贴扎示意图

ER2-200　淋巴结缺损的上臂内外侧向锁骨上窝淋巴引流贴扎

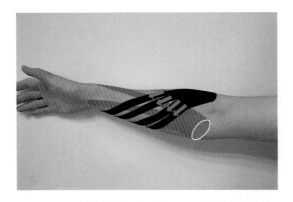

图 2-215　前臂内外侧向肘部淋巴引流贴扎示意图

ER2-201　前臂内外侧向肘部淋巴引流贴扎

（五）手部淋巴引流贴扎

患者腋窝淋巴结完整,手部向腕关节的淋巴引流贴扎。

1. 贴布形状　爪形贴布。

2. 摆位　坐位,手掌和手指屈曲。

3. 操作　锚位于腕关节背面,尾以自然拉力向手指方向延展,分别贴每一细条贴布时,手掌和手指维持屈曲,如图 2-216 所示(ER2-202)。

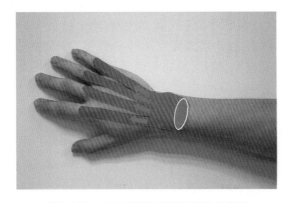

图 2-216　手向腕部淋巴引流贴扎示意图

ER2-202　手向腕部淋巴引流贴扎

（六）手指纤维化淋巴引流贴扎

手的淋巴结少,常见腋窝淋巴结部分或完全摘除后淋巴水肿时间长而引起纤维化。典型的纤维化淋巴水肿的发展需要几个月或几年,累积富含蛋白质的液体流向皮下结缔组织而形成。对于治疗手的蛋白质纤维化,需要进行整个手臂的治疗。

1. 贴布形状　3 条各为约 10cm 的 I 形贴布。

2. 摆位　坐位,手掌和手指自然位。

3. 操作　采用韧带贴扎方法,2 条先中间折叠贴布,从封闭端上剪下 2 个三角形,第 1 条贴布采用最大拉力并套住小指与无名指后,尾以自然拉力延展贴至两端;第 2 条贴布采用最大拉力并套住中指与示指后,尾以自然拉力延展贴至两端;第 3 条贴布则剪 1 个三角形即可,采用最大拉力套住拇指后,尾以自然拉力延展贴至两端,如图 2-217 所示(ER2-203)。

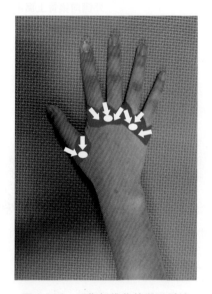

图 2-217　手指纤维化的淋巴引流
贴扎示意图

ER2-203　手指纤维化的
淋巴引流贴扎

（七）手臂淋巴引流螺旋贴扎

针对腋窝淋巴结部分或完全摘除,整个手臂淋巴引流可采用螺旋贴扎方式。

1. 贴布形状　4 个细条状 I 形贴布。

2. 摆位　坐姿,手外展位。

3. 操作　前 2 个锚在锁骨上窝,后 2 条贴布位于上胸部腹侧;第 1 贴布从上臂背侧开始,尾以自然拉力向下 45°角螺旋在手臂上,通常需要完成 4~5 个螺旋,其他细条贴布运行方向平行于第 1 条,每 2 条贴布中间留有空隙,最后,贴布可以延伸至手指,如图 2-218 所示(ER2-204)。

三、下肢淋巴引流贴扎技术

（一）大腿淋巴引流贴扎

淋巴结完整的大腿向腹股沟淋巴引流贴扎。

1. 贴布形状　爪形贴布。

2. 摆位　站立位,下肢位于外展伸直位。

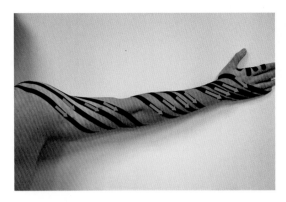

图 2-218 手臂淋巴引流螺旋贴扎示意图

ER2-204 手臂淋巴
引流螺旋贴扎

3. 操作 锚固定于腹股沟淋巴结处,尾以自然拉力向远端外侧延展贴至膝关节处,如图 2-219 所示(ER2-205)。

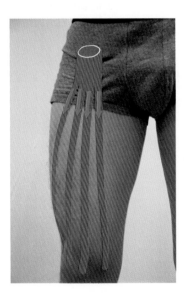

图 2-219 淋巴结完整的大腿向腹股沟
淋巴引流贴扎示意图

ER2-205 淋巴结完整的大腿
向腹股沟淋巴引流贴扎

(二)小腿淋巴引流贴扎

淋巴结完整的小腿向腘窝淋巴引流贴扎方法。

1. 贴布形状 2 条爪形贴布。

2. 摆位 站立位,下肢位于外展伸直位,小腿跖屈。

3. 操作 第 1 条锚固定在膝关节内侧腹侧,尾以自然拉力向远端延展至小腿腹侧面;第 2 条锚固定在腘窝,尾以自然拉力向远端延展至小腿背侧足趾方向,如图 2-220 所示(ER2-206)。

(三)足部淋巴引流贴扎

腹股沟淋巴结完整的足部向踝关节淋巴引流贴扎。

1. 贴布形状 爪形贴布。

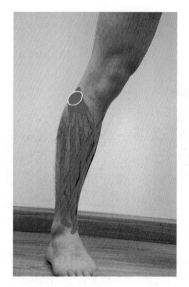

图 2-220　淋巴结完整的小腿向腘窝
淋巴引流贴扎示意图

ER2-206　淋巴结完整的小腿
向腘窝淋巴引流贴扎

2. 摆位　坐位,踝关节跖屈及趾关节屈曲位。

3. 操作　锚固定于踝关节足背侧,尾以自然拉力向远端延展至各个足趾远端,如图 2-221 所示(ER2-207)。

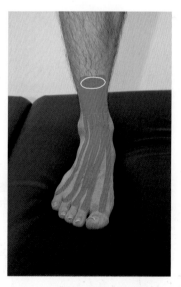

图 2-221　腹股沟淋巴结完整的足部
向踝关节淋巴引流贴扎示意图

ER2-207　腹股沟淋巴结完整的
足部向踝关节淋巴引流贴扎

（四）脚趾纤维化淋巴引流贴扎

常见于腹股沟淋巴结部分或完全切除术后长时间淋巴水肿,淋巴蛋白纤维化引起脚趾皮肤增厚的脚趾贴扎方法。

1. 贴布形状　3 条各为约 10cm 的 I 形贴布。

2. 摆位　坐位,足跟着地,脚趾悬空。

3. 操作　采用韧带贴扎方法,2 条先中间折叠贴布,从封闭端上剪下两个三角形,第 1 条贴布采用最大拉力并套住小趾与无名趾后,尾以自然拉力延展贴至两端;第 2 条贴布采用最大拉力并套住中趾与第 2 趾后,尾端以自然拉力延展贴至两端;第 3 条贴布则剪 1 个三角形即可,采用最大拉力套住蹞趾后,尾端以自然拉力延展贴至两端,如图 2-222 所示(ER2-208)。

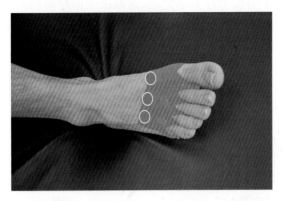

图 2-222　脚趾纤维化的淋巴引流贴扎示意图　　　　　　ER2-208　脚趾纤维化的淋巴引流贴扎

（五）腿部淋巴引流螺旋贴扎

腹股沟淋巴结部分切除术后的腿部淋巴引流螺旋贴扎的应用。

1. 贴布形状　4 个细条状 I 形贴布。

2. 摆位　站立位,下肢位于外展伸直位。

3. 操作　第 1 条锚在髂嵴上方腹部外侧,其余贴布锚点平行固定位至后腰背部处,各尾以自然拉力向下 45°角往大腿内侧螺旋,通常需要完成 4~5 个螺旋,其他细条贴布运行方向平行于第 1 条,每 2 条贴布中间留有空隙,最后,贴布可以延伸至足趾,如图 2-223 所示(ER2-209)。

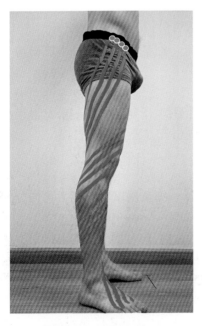

图 2-223　腿部淋巴引流螺旋贴扎示意图　　　ER2-209A　腿部淋巴引流螺旋贴扎 1　　　ER2-209B　腿部淋巴引流螺旋贴扎 2

四、躯干淋巴引流贴扎技术

（一）上躯干淋巴引流贴扎

1. 以右侧腋窝淋巴结完全切除术后为例的上躯干向非切除侧（左）腋窝淋巴引流贴扎方法。躯干背部引流贴扎法也是上躯干引流治疗方法之一，这取决于治疗师在人工淋巴引流时是否进行背部引流。这种淋巴引流贴扎方法可以联合压力臂套治疗前臂淋巴水肿。

（1）贴布形状：爪形贴布。

（2）摆位：坐位，挺胸、手自然休息位。

（3）操作：锚固定于非切除侧（左）腋窝的前方，每一细条尾以自然拉力横向均匀分布延展至切除侧腋窝处，如图 2-224 所示（ER2-210）。

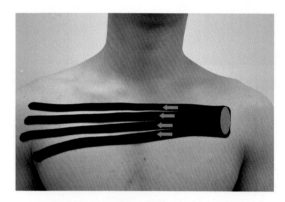

图 2-224　上躯干向非切除侧（左）腋窝淋巴引流贴扎示意图

ER2-210　上躯干向非切除侧（左）腋窝淋巴引流贴扎

2. 以右侧腋窝淋巴结完全切除术后为例的上躯干向同侧腹股沟淋巴引流贴扎方法。

（1）贴布形状：爪形贴布。

（2）摆位：站立位，上臂外展，躯干向左侧方倾斜。

（3）操作：锚固定于切除侧（右）腹股沟的前方，每一细条尾以自然拉力横向均匀分布延展至切除侧腋窝处，如图 2-225 所示（ER2-211）。

（二）下躯干淋巴引流贴扎

1. 以部分或者完全的右侧腹股沟淋巴结切除术后为例，下躯干向同侧腋窝淋巴引流贴扎方法为例，本例类型也可联合大腿和下躯干部的贴扎引流方法。

（1）贴布形状：爪形贴布。

（2）摆位：站立位，上臂外展，躯干向左侧方倾斜。

（3）操作：锚固定于非切除侧（左）腋窝下方处，每一细条尾以自然拉力均匀分散延展贴至切除侧腹股沟与大腿外侧，如图 2-226 所示（ER2-212）。

2. 以部分或者完全的左侧腹股沟淋巴结切除术后为例，向对侧腹股沟淋巴结方向引流的贴扎方法，本例类型可以联合大腿和下躯干部的引流方法。下躯干的这两种贴扎引流方法可以联合应用，可避免躯干因单独一个部位引流超负荷，同时也可联合压力袜可应用于下肢淋巴水肿的治疗。

（1）贴布形状：爪形贴布。

（2）摆位：站立位，手自然休息位，腹部隆起。

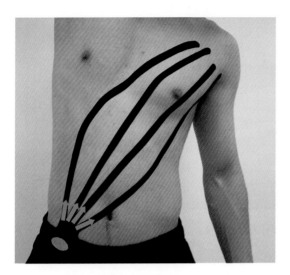

图 2-225　上躯干向切除侧(右)腹股沟淋巴引流贴扎示意图

ER2-211　上躯干向切除侧(右)腹股沟淋巴引流贴扎

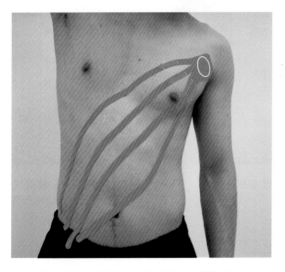

图 2-226　下躯干向切除侧(右)腋窝淋巴引流贴扎示意图

ER2-212　下躯干向切除侧(右)腋窝淋巴引流贴扎

（3）操作:锚固定于切除对侧(右)髂前上棘处,每一细条尾以自然拉力横向均匀分散延展贴至同侧腹股沟与腹部外侧,如图 2-227 所示(ER2-213)。

（三）腹部淋巴引流贴扎

以腹股沟淋巴结、盆腔淋巴结部分或完全切除后为例的腹部向乳糜池方向引流贴扎方法。

1. 贴布形状:2 条爪形贴布。

2. 摆位:平卧位。

3. 操作:锚固定于切除侧乳糜池处,贴扎时身体上半身伸展并且腹部是隆起(深吸气),每一细条尾以自然拉力均匀分散延展贴至同一侧腹股沟处;另一侧贴法亦同,如图 2-228 所示(ER2-214)。

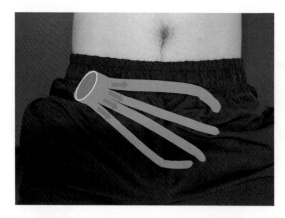

图 2-227　下躯干向非切除侧(右)腹股沟
淋巴引流贴扎示意图

ER2-213　下躯干向非切除
侧(右)腹股沟淋巴引流贴扎

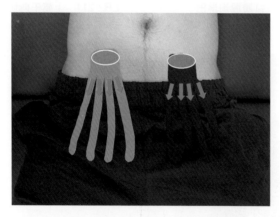

图 2-228　腹部向切除侧乳糜池方向淋巴
引流贴扎示意图

ER2-214　腹部向切除侧
乳糜池方向淋巴引流贴扎

五、其他淋巴引流贴扎技术

（一）面部淋巴引流贴扎

以耳郭下淋巴结部分或全部切除术后的面部向耳前淋巴结和下颌下淋巴引流贴扎方法为例。

1. 贴布形状　爪形、Y 形贴布各 1 条。

2. 摆位　坐位，手自然休息位。

3. 操作　爪形锚固定于耳前淋巴结处，尾以自然拉力分别沿额头、颧骨和上颌方向延展贴；Y 形锚位于下颌下淋巴结处，尾以自然拉力分别沿下颌和口唇下延展贴，如图 2-229 所示（ER2-215）。

（二）膝关节淋巴引流贴扎

有完整淋巴结群的膝关节向腘窝方向淋巴引流贴扎方法。

1. 贴布形状　2 个爪形贴布。

2. 摆位　平卧位，膝微屈位。

3. 操作　一锚固定于腘窝内侧，尾以自然拉力从膝关节内侧呈爪状延伸至髌骨处；另

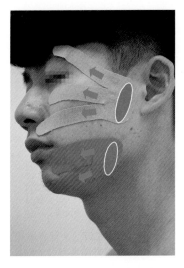

图 2-229 面部淋巴引流贴扎
示意图

ER2-215A 面部淋巴
引流贴扎

ER2-215B 面部淋巴
引流贴扎

一锚固定于腘窝外侧,尾以自然拉力从膝关节外侧呈爪状延伸至髌骨处,并与第一条贴布交叉吻合分布不重叠,如图 2-230 所示(ER2-216)。

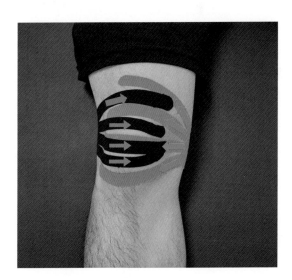

图 2-230 膝关节向腘窝方向淋巴
引流贴扎示意图

ER2-216 膝关节向腘窝
方向淋巴引流贴扎

（三）纤维化或血肿淋巴引流贴扎

以上臂纤维化为例的向上臂近端方向淋巴引流贴扎方法。

1. 贴布形状　两个爪形贴布。

2. 摆位　坐位,屈肘手高举过头至于颈后。

3. 操作　一锚固定于上臂近端,尾以自然拉力并要覆盖至整个纤维化区域外两指范围为主延展;另一锚也在上臂近端与第一锚点相交成 90°,尾以自然拉力并要覆盖至整个纤维化区域外两指范围并与第一条贴布交错,如图 2-231 所示(ER2-217)。

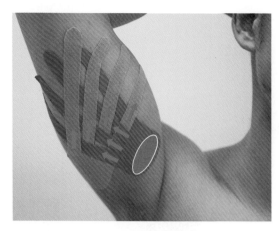

图 2-231　上臂纤维化向上臂近端方向
淋巴引流贴扎示意图

ER2-217　上臂纤维化向上臂
近端方向淋巴引流贴扎

（陈文华　沈莉　黄俊民　王刚）

第九节　其他常见疾患的贴扎运用

一、痛经

女性经期或行经前,出现周期性腹部疼痛,或痛至腰骶。

（一）贴扎目的

减缓疼痛。

（二）贴扎方法

1. 经期血流不畅,淤血较多,腹部坠胀者,采用腹部韧带贴扎,以支持子宫韧带,提升子宫及下腹部,从而减轻下坠感,促进血液循环。

1）贴布形状:采用 2 条 I 形贴布。

2）摆位:取躯干伸展位站立或仰卧位,吸气,使腹部膨隆。

3）操作:中间为锚,以最大张力整块垂直贴于耻骨以上,尾不施加拉力。再用另一条 I 形贴布,中间为锚,以最大张力整块水平贴于耻骨以上,尾部不施加拉力,如图 2-232 所示（ER2-218）。

2. 行经期血流不畅,淤血较多,腹部坠胀者,采用腹部筋膜贴扎,加快致痛物质代谢。

1）贴布形状:采用 2 条 I 形贴布。

2）操作:锚固定于肚脐上方,尾以自然拉力沿腹中线向下延展至耻骨联合上方,肚脐处镂空,再用另一条 I 形贴布,中间为锚,以最大张力整块水平贴于耻骨以上,尾部不施加拉力,如图 2-233 所示（ER2-219）。

3. 如经前或经期腹痛并伴腰骶部酸痛者,采用腰骶部韧带贴扎。

1）贴布形状:采用 2 条 I 形贴布。

2）摆位:取躯干屈曲位站立。

3）操作:在腹部韧带贴扎的基础上用腰骶部韧带贴扎法,以支持腰骶部韧带,减轻子宫

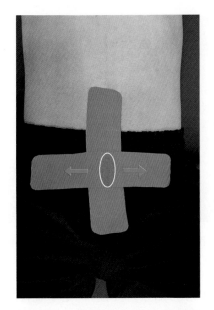

图 2-232　痛经腹部韧带贴扎示意图

ER2-218　痛经腹部韧带贴扎

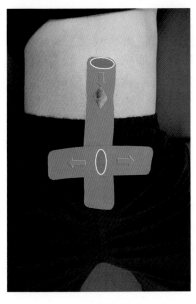

图 2-233　痛经腹部筋膜贴扎示意图

ER2-219　痛经腹部筋膜贴扎

倾屈程度,改善或加速子宫血流量。贴布中间锚以最大张力整块贴于 S_1 处,尾不施加拉力,如图 2-234 所示(ER2-220)。

4. 建议相关康复治疗

(1) 根据患者的症状,建议可配合下列治疗,如传统中医中药、针灸、热敷贴等。

(2) 其他康复治疗如自我腹肌牵张训练、自我腰背肌牵张练习、冲击波镇痛治疗以及红外线、低频等物理因子疗法等。

(三)注意事项

1. 痛经的贴扎,根据患者的症状以上几种方法可以自由组合。腰背部的贴扎可参见脊

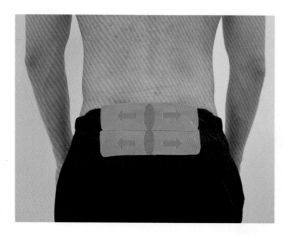

图 2-234   痛经腰骶部韧带贴扎示意图

ER2-220   痛经腰骶部韧带贴扎

柱贴扎。

2. 用淋巴贴扎、减压贴扎、感觉输入贴扎,以爪形贴布,将(锚)固定于耻骨区,不施加拉力左右交叉,呈网状向上逐渐延展,覆盖患者下腹部不适处。

二、消化不良

功能性消化不良是一种常见的功能性胃肠疾病,主要表现为上腹疼痛或不适的症状(89%~90%)、餐后饱腹感(75%~88%),以及早期的饱腹感(50%~82%)。病因机制尚未阐明,据多数学者报道,在消化不良中动力障碍型约占 30%~82%,胃肠道动力障碍被认为是引起消化不良的主要原因。

(一)贴扎目的

增加胃肠蠕动,减轻腹胀痛及饱腹感,促进腹部下方部位的血液循环,诱发腹肌的收缩,让淋巴的回流顺畅,也增进腹部代谢功能的作用。

(二)贴扎方法

1. 贴布形状   裁剪适当长度 I 形贴布,再细裁 3~4 等分宽度。

2. 摆位   取立位或仰卧位,被贴扎的部位都要最大限度地拉伸(鼓起肚子)。

3. 操作   锚固定于肚脐 7 点钟方向,以肚脐为中心螺旋状顺时针环绕于肚脐的方式贴扎,呈蚊香式,贴布拉力为自然拉力,约贴扎 4 圈至两边的腹内斜肌即可,如图 2-235 所示(ER2-221)。

(三)注意事项

1. 贴扎期间维持正常饮食习惯,不能暴饮暴食,运动习惯因人而异。

2. 贴布时长最长达 1~2 周(并不建议),洗澡时不用撕下,有过敏反应或不舒服立即撕掉。

三、孕期下背部不适

胎儿体重增加,孕妇上腹部与腰椎肌力应力增加,易导致重心转移,下背部不适。

(一)贴扎目的

借以提供腹部支撑,减轻腹部与脊柱负荷。

(二)贴扎方法

1. 贴布形状   裁剪适当长度 I 形贴布。

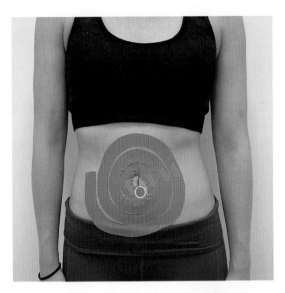

图 2-235　消化不良筋膜贴扎示意图

ER2-221　消化不良筋膜贴扎

2. 摆位　取立位（自然站立），双手反手插腰。

3. 操作　采用空间操作贴扎方法，中间给予 75% 以上的拉力固定在孕妇下腹部，呈 U 形托起子宫，尾以自然拉力沿着腹部向两侧贴至肋下区域，如图 2-236 所示（ER2-222）。

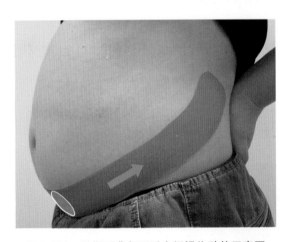

图 2-236　孕期下背部不适空间操作贴扎示意图

ER2-222　孕期下背部不适空间操作贴扎

（三）注意事项

1. 症状缓解效果不彰者，应立即就医。

2. 也可以在背部核心肌群给予贴扎来增加效果。

四、产后不适

由于产后哺乳所造成的乳房肿胀不适症状，以及孕期身体状态改变所导致的姿势不良综合征。

（一）贴扎目的

减缓乳房肿胀、矫正不良姿势。

（二）贴扎方法

1. 乳房肿胀不适症状，可采用淋巴贴扎方法。

（1）贴布形状：裁剪适当长度的灯笼形贴布。

（2）摆位：取立或坐位。

（3）操作：锚固定在腋窝下，以自然拉力方式经过乳头上、下方，延展贴于胸骨旁，如图2-237所示（ER2-223）。

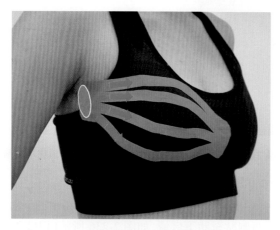

图 2-237 产后乳房肿胀不适淋巴贴扎示意图

ER2-223 产后乳房肿胀
不适淋巴贴扎

2. 姿势不良综合征，以下背部不适为例，可采用相关肌肉贴扎方法，维持躯干稳定性。

（1）贴布形状：裁剪适当长度的爪形贴布。

（2）摆位：取立位。

（3）操作：锚固定于腰椎同侧横突处，尾以自然拉力方式延展贴于腹部中间；如有需要可以在下腰椎处再增加一条贴布贴扎，如图2-238所示（ER2-224）。

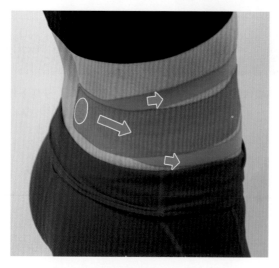

图 2-238 产后姿势不良下背部不适
肌肉贴扎示意图

ER2-224 产后姿势不良
下背部不适肌肉贴扎

（三）注意事项

1. 症状缓解效果不彰者，应立即就医。

2. 贴扎前，应先告知患者贴扎位置、走向以及过程。

五、静脉曲张

常见于下肢，多为静脉瓣膜薄弱或久站久坐、肥胖、重体力活或负重运动、遗传等因素所致，女性还与怀孕有关。

（一）贴扎目的

消除肿胀，放松肌肉，促进淤积血液、淋巴回流，矫正凸起血管外的筋膜。

（二）贴扎方法

以下肢静脉曲张为例，可采用淋巴贴扎方法。

1）贴布形状：裁剪适当长度 I 形贴布，再细裁 3~4 等分宽度。

2）摆位：方便操作，取立位。

3）操作：锚固定在腹股沟上方处，以轻度拉力沿着下肢采用螺旋状围绕贴，尾沿着小腿外侧延展，远端贴布可施加大于近端的拉力，具有阶梯式压力泵的效果，每条贴布相隔 1cm 即可，如图 2-239 所示（ER2-225）。

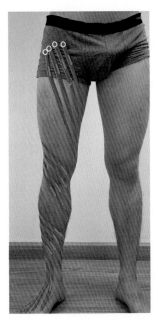

图 2-239　下肢静脉曲张淋巴贴扎示意图

ER2-225　下肢静脉曲张淋巴贴扎

（三）注意事项

1. 避免久站、久坐等生活方式，也可搭配踝泵运动或穿弹力袜来缓解症状。

2. 须搭配相关饮食与运动，症状缓解效果不彰者，应立即就医。

（乔蕾　张晓颖　沈莉　黄俊民）

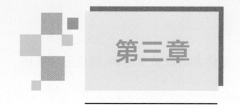

第三章

治 疗 性 贴

第一节 概 述

一、作用原理

对于致痛机制的判断以及受损组织是处在活动过度还是不足的状态下，这是临床上的一大挑战，且与治疗成功有重要关联。1992年Panjabi提出了三亚系模型理论，即被动亚系、主动亚系和神经控制亚系，而关节稳定便是交互作用影响的结果，相对的正中区域（neutral zone）的变化便与这三大亚系的功能失调有关，可能因为受伤而变大或因肌肉力量参与而变小，更可能因为这种没有替代性的功能失调，最后导致病理性的改变。至于会在何时产生症状，依照1996年Dye组织稳态模型（Dye model of tissue homeostasis）的解释，与身体受损后的疼痛、肿胀以及复原情况对内在承受阈值有关，而特别是身体所负荷的大小与频率。因此，在治疗策略上便是减少炎症组织的恶化，也就是透过控制僵硬部位的动作来改善活动部位，以增加患者功能阈值。

因此，治疗性贴的作用原理，大致有下列几点比较受到认同：

（一）减轻炎症组织恶化

1. 疼痛部位减压　对炎症疼痛部位的减压是打破疼痛制动-恶性循环的利器，可从而改善患者较差的动态控制，因此，确认炎症组织不再受牵拉便是减压的基本原则，用法如图3-1所示（ER3-1）。

2. 减压神经组织　临床个案研究发现，治疗性贴的减压效应之外，可能还具有转变筋膜方向的效果，或基于疼痛阀门机制产生的本体感觉效应，使得因神经组织受到机械压迫诱发所产生保护性反应的活动过度肌群可以被抑制；也有一些临床个案显示出，将受影响的部位往脊柱方向贴会具有缓解症状的效果，这便与减压神经组织、减轻炎症组织恶化的效应有关，用法如图3-2所示（ER3-2）。

3. 减压或复位　临床症状有可能是因为结构的异常偏移，使组织受到压迫、炎症肿胀而引起疼痛，比如肩峰下撞击综合征或髌股关节疼痛综合征，因此，利用贴布的强黏滞性来调整活动过程中的结构动作，达到复位与减压的作用，用法如图3-3所示（ER3-3）。

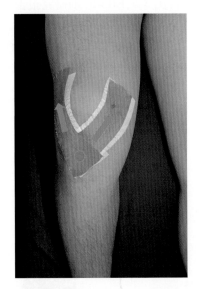

图 3-1　膝前侧疼痛减压贴扎示意图（髌骨脂肪垫）　　　　ER3-1　膝前侧疼痛减压贴扎（髌骨脂肪垫）

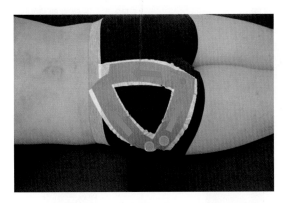

图 3-2　臀部菱形减压贴扎示意图　　　　ER3-2　臀部菱形减压贴扎

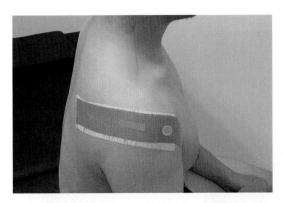

图 3-3　肱骨头前移矫正贴扎示意图　　　　ER3-3　肱骨头前移矫正贴扎

（二）改变肌肉活动性

在许多篇的上斜方肌（图 3-4，ER3-4）与股外侧肌（图 3-5，ER3-5）的研究报告中发现,贴扎的方向若与肌肉纤维走向交叉,皮肤上的贴布张力方向会激活机械感觉接受器,进而抑制该肌肉活动;但也有一些以肌电图（electromyography，EMG）的兴奋性或者 H-反射的变化研究,却发现贴扎的方向与肌肉纤维走向平行,在静态时具有抑制肌肉的活动性,也就是具有

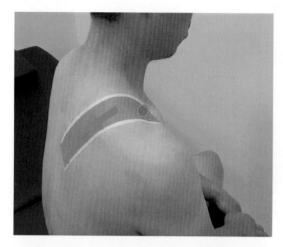

图 3-4　上斜方肌抑制贴扎示意图

ER3-4　上斜方肌抑制贴扎

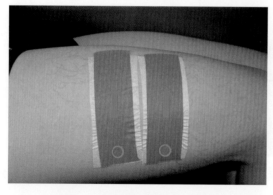

图 3-5　股外侧肌抑制贴扎示意图

ER3-5　股外侧肌抑制贴扎

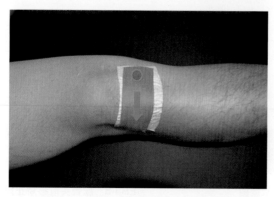

图 3-6　髌骨外侧滑移矫正贴扎示意图

ER3-6　髌骨外侧滑移矫正贴扎

降低运动神经兴奋性的现象。而也有学者发现对髌股关节疼痛综合征患者的髌骨给予一个往内横向拉力的治疗性贴（图 3-6，ER3-6），会增加股内侧肌的活动，因此，贴布张力的方向可能与肌肉的活动有关。

（三）刺激本体感觉

研究发现肩胛骨若是在正常摆位下的贴扎，则在主动肩屈曲与外展动作时，并不会增加肩胛骨归位的能力；但若是先将肩胛骨摆在后缩的位置下贴扎（图 3-7，ER3-7），却发现上斜方肌与肩胛后缩肌群的 EMG 活动增加，认为对于本体感觉受器具有一定的影响。

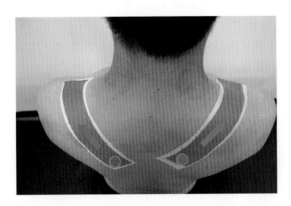

图 3-7　肩胛骨定点矫正贴扎示意图

ER3-7　肩胛骨定点矫正贴扎

二、效应机制

依照治疗性贴通过操作手法可影响软组织（如肌肉的促进和抑制）、关节结构间的生物力学，来达到减压、复位、改变肌肉活动或刺激本体感觉的目的。因此，临床常见的治疗性贴效应机制有：

1. 限制引发疼痛的活动和恢复无痛感的活动。
2. 机械性的支撑和关节稳定。
3. 姿势矫正或关节排列的调整。
4. 促进或抑制肌肉活动能力。
5. 改善本体感觉。
6. 徒手治疗技术的延伸。
7. 附带的关节活动改善。
8. 关节过度松动症状的处置和治疗。

三、操作要点与禁忌证

传统的运动白贴布无法在长时间运动之后仍维持在贴扎部位，改良后的治疗性贴布使用衬底贴布和弹性较小的贴扎贴布，比传统运动白贴布更具有黏附性，也可以使贴扎部位能承受更长时间的运动活动。坚韧的治疗性贴布可以提供长时间支撑，也可增强手法治疗效果，达到增强或抑制肌肉收缩的特定功效。而且也可以教导患者及其家属如何有效贴扎，因此在使用上便要特别注意其操作要点与禁忌证。

（一）治疗性贴的操作要点

1. 操作者要找出症状的病因并给予正确评估之后，才能明确贴扎的目的（比如增加或减少活动范围、减少疼痛、改善功能等）以及贴扎的部位。

2. 先清洁贴扎部位,确定贴扎部位无毛发、油渍等可影响贴布黏着度因素;同时应脱去衣物便于操作,若贴扎部位毛发过多,贴布很容易脱落;同时在撕去贴布时也会因为黏附毛发而产生不必要的疼痛。

3. 选择合适的贴扎姿势,包括患者摆位、治疗师操作位置(比如靠近贴扎部位操作;贴扎部位若高于胸腰椎,通常会请患者采取坐位姿势;若贴扎部位在腰骶部位或四肢,通常会让患者采取站立、俯卧等姿势),有些操作手法需要多人配合才好操作。

4. 裁剪衬底贴布,应该要足够能覆盖贴扎部位,避免后续的贴扎贴布直接接触皮肤。

5. 裁剪贴扎贴布,对所要求的拉动方向施予适当的张力,会在衬底贴补上形成皱褶,如图 3-8 所示,有时皮肤上也会出现皱褶或肿块等正常情况。

6. 贴扎操作完成后,请患者做该部位的日常活动,来评估贴布与皮肤黏着的完整性,如活动时发现贴布末端有翘起或松脱,可能需要对贴布末端再给予压力或加环状衬底贴布条来固定(特别是在膝关节),如图 3-9 所示。

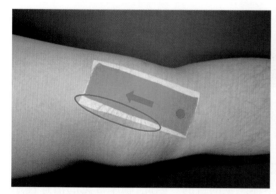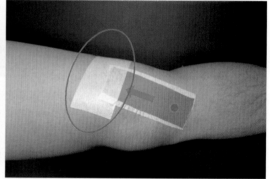

图 3-8　贴扎贴布的张力造成衬底贴布产生皱褶　　　　图 3-9　使用衬底贴布的环状定带

7. 再次评估贴扎后对患者的症状是否有改善,可请患者做先前再现症状的动作,贴扎后应该会立即产生效应且减轻疼痛,也许还需要重新贴扎或调整拉力与角度。但若是贴扎技术无法改善症状或造成其他部位疼痛,应该立即撕除。

8. 视贴布的质量、材料与不同皮肤的耐受力、贴布的完整性,一般淋浴冲洗和流汗过程后仍可维持达 2~7 天,其他一些外界因素(如长时间暴露于水中,油腻,大量流汗等)则会减少黏附时间。当皮肤黏附完整性不足、贴布不再有足够张力或症状开始回复时,就可撤除更换贴布。

9. 另外,在贴扎技巧上也应该注意下列几点:

(1) 不要在皮肤上产生过度拉张力量,避免造成伤害。

(2) 不要有空隙的皱褶,以免产生水疱。

(3) 不要连续性围绕成圈地贴扎,以免造成固定压迫力。

(4) 不要重叠贴扎太多层,以免循环与神经受迫损伤。

(5) 靠近骨骼附近不要绑太紧,以免造成疼痛。

(二)治疗性贴的禁忌证

治疗性贴所涉及的禁忌证与肌内效贴在临床中的禁忌证有很多是类似的。比如:

1. 对乳胶过敏的问题。各种品牌的治疗性贴布内都含有天然乳胶等成分,但大部分衬底贴布是不含乳胶成分的,只要贴布不是直接接触到皮肤,对于有乳胶过敏的患者在使用上是没有问题的。如果皮肤出现敏感或发痒症状,则立即将贴布撕掉。

2. 贴扎部位如有急性感染、癌症、骨折、开放性伤口、新缝合部位、深静脉血栓,都属于贴扎的禁忌证。对于皮肤状况不好时应不要进行贴扎。

3. 患者身体状况。如果患者贴扎部位的末梢循环不好时,要特别注意当贴在关节部位时不要过紧,同时贴扎完成后也需提醒患者随时注意手脚有无肿胀现象,如果有则应随时撕掉。

4. 如果患者不配合相关注意事项,建议不要采取贴扎。

(黄俊民　吴伟　徐旭斌)

第二节　治疗性贴的基本技巧

一、矫正复位技巧

（一）适应证

组织结构因受到外力或者是肌力不平衡,造成的静态位置偏移或者动作轨迹异常,使得组织受到压迫、炎症肿胀而引起疼痛。

（二）贴扎操作

以骨盆髂骨后移为例,如图 3-10 所示(ER3-8)。

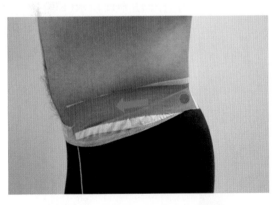

图 3-10　骨盆髂骨后移矫正贴扎示意图

ER3-8　骨盆髂骨后移矫正贴扎

1. 先确认衬底贴布锚的固定点位置,矫正复位的方向即为粘贴方向,尾则寻找明显或远端的骨性标志处。

2. 矫正复位的方式可以由其他人协助,来维持患者的矫正摆位,以便贴扎贴布的粘贴。

3. 贴扎贴布的锚固定后,拉张贴布将矫正后的位置粘贴固定。

（三）操作重点

1. 衬底贴布不给予拉张力,贴扎贴布则给予适当的拉张力。

2. 给予矫正复位的力量应持续到贴扎贴布尾端粘贴固定后再放开。

（四）注意事项

1. 先执行矫正复位后,再观察动作的疼痛或不适程度有无减轻,若是效果不明显,则应再次确认矫正技巧、贴扎方向与拉张力。

2. 贴布的宽度依部位做剪裁调整,可减半也可并排或堆叠。

3. 注意皮肤状况。

二、软组织减压技巧

（一）适应证

炎症部位受到挤压与拉扯所引起的疼痛,或者神经组织、筋膜组织受到机械性压迫所诱发的疼痛。

（二）贴扎操作

1. 钻石/菱形贴扎法　以臀部菱形减压贴扎技巧为例,如图3-2所示。

（1）先确认疼痛中心点位置,再确认引起机械性压迫的组织与范围。

（2）衬底贴布可采三角形或菱形方式,将相关部位围绕起来。

（3）贴扎贴布拉张粘贴的方向以提拉减压为原则,将围绕部位的皮肤贴扎出有皱褶现象为主。

（4）贴扎贴布的尾须粘贴在下一条贴扎贴布的固定端。

2. V形/斜线贴扎　以髌骨脂肪垫疼痛减压贴扎技巧为例,如图3-1所示。

（1）先确认疼痛中心点位置,再确认引起机械性压迫的组织与范围。

（2）衬底贴布可采V形/斜线方式,粘贴位置均在相关疼痛部位的下方,V形底部为锚,固定处在其正下方,然后各往内、外侧上方粘贴;斜线方式则可以由内往外或由外往内的斜上方向,通过疼痛部位下方的粘贴,以下肢S_1减压贴扎技巧为例,如图3-11所示(ER3-9)。

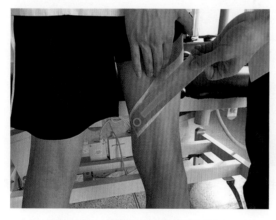

图3-11　下肢S_1减压贴扎示意图　　　　ER3-9　下肢S_1减压贴扎

（3）贴扎贴布再依照其方向拉张粘贴,且会在衬底贴布发现产生皱褶现象。

（三）操作重点

1. 贴扎贴布粘贴过程中,可以用手将皮肤往拉张力方向做提拉动作,以增加皱褶与减荷效果。

2. 贴扎贴布在围绕部位的拉张力方向:钻石形的顶点以靠近神经根部为主,是拉张力的合力方向;菱形则可以采同一方向的贴法,如图3-12所示(ER3-10);也可以采取拧转模式,即对侧边拉张方向相反,另一对侧侧边的拉张力则往内,如图3-13所示(ER3-11)。

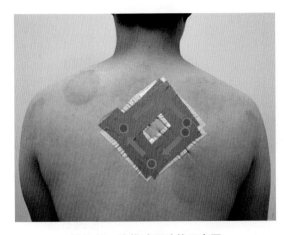

图 3-12　胸椎减压贴扎示意图

ER3-10　胸椎减压贴扎

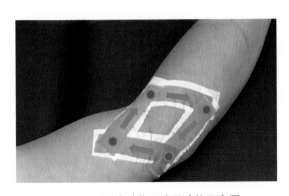

图 3-13　网球肘菱形减压贴扎示意图

ER3-11　网球肘菱形减压贴扎

3. 至于选择何种减压贴扎技巧,可视临床症状部位或贴布拉张后产生减压的效果来定。

（四）注意事项

1. 贴扎后减缓效果不明显,则应改变粘贴与拉张力的方向。

2. 贴布的宽度依部位做剪裁调整,可减半也可并排或堆叠。

3. 注意皮肤状况。

三、肌肉促进技巧

（一）适应证

肌肉生理功能失调或肌力失衡状态下,特别是肌力不足所引起的动作或功能障碍等症状。

（二）贴扎操作

以前锯肌失衡的促进贴扎技巧为例,如图 3-14 所示（ER3-12）。

1. 由于贴扎方向与肌肉纤维走向以平行为佳,因此,确认要贴扎的肌肉群起止点位置,再来决定锚与尾的粘贴处。

2. 衬底贴布的锚固定处,应该选择在起点与肌肉相同走向附近的骨性标志处;而尾应该选择在止点与肌肉相同走向附近的骨性标志处。

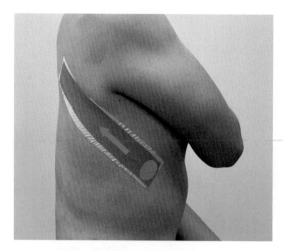

图 3-14   前锯肌失衡的促进贴扎示意图

ER3-12   前锯肌失衡的促进贴扎

3. 贴扎贴布依方向拉张粘贴。

（三）操作重点

1. 衬底贴布与尾都不要粘贴在肌肉止点处，以免对动作产生限制。

2. 如果将会通过可活动的骨骼，如肩胛骨、髌骨，应注意贴布张力是否会影响动作的执行；可以在贴扎骨骼之前，先将皮肤往锚处推之后再粘贴，便可产生皱褶减少阻碍。

（四）注意事项

1. 贴扎后减缓效果不明显，则应改变粘贴与拉张力的方向。

2. 注意皮肤状况。

四、肌肉抑制技巧

（一）适应证

肌肉生理功能失调或肌力失衡状态下，特别是肌肉活动过度兴奋所引起的动作或功能障碍等症状。

（二）贴扎操作

以上斜方肌兴奋的抑制贴扎技巧为例，如图 3-4 所示。

1. 由于贴扎方向与肌肉纤维走向以垂直为佳，因此，确认要贴扎的肌肉群起止点位置，再来决定锚与尾的粘贴处。

2. 衬底贴布的锚固定处，应该选择与肌肉走向垂直的附近骨性标志处；而尾应该选择在跨越肌肉后附近的骨性标志处。

3. 贴扎贴布依方向拉张粘贴。

（三）操作重点

1. 贴扎贴布的拉张力应该在通过肌肉的肌腹时给予。

2. 可以先在肌腹处做捏拉皮肤后再粘贴，可以增加压迫的应力。

（四）注意事项

1. 贴扎后减缓效果不明显，则应改变粘贴与拉张力的方向。

2. 注意皮肤状况。

（黄俊民　徐旭斌　罗斌　何雯）

第三节 治疗性贴的临床应用

一、髌股关节疼痛综合征

常见于从事体育运动的人，表现为髌骨下周围的疼痛。下楼梯和长时间静止后屈伸膝关节时疼痛加重。髌股关节疼痛综合征的常见原因包括髌股关节创伤或退变、运动轨迹异常和下肢生物力学线改变等。

（一）贴扎目的

矫正髌骨位置使其恢复理想的活动轨迹，继而调整髌骨周边软组织张力。

（二）贴扎方法

1. 如果是髌骨动作轨迹往外滑移时，则采用外侧滑移姿势矫正贴扎，如图 3-6 所示。

（1）摆位：患者仰卧位或长坐姿，膝下垫毛巾卷（屈膝 20°）。

（2）操作：将衬底贴布锚固定于髌骨外侧，横向跨过髌骨贴于股骨内髁附近。若是股外侧软组织紧绷，则可以先把膝内侧组织往髌骨方向拉时再贴贴扎贴布，以便产生皱褶可减少摩擦与不适。

2. 如果是髌骨内侧有微微翘起时，则采用外侧滑移合并倾斜矫正贴扎，如图 3-15 所示（ER3-13）。

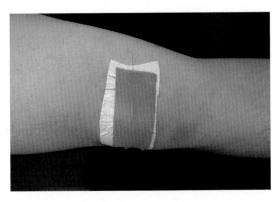

图 3-15 髌骨外侧滑移+内侧倾斜矫正贴扎示意图

ER3-13 髌骨外侧滑移+内侧倾斜矫正贴扎

操作：衬底贴布锚固定在髌骨中间，贴向股骨内髁附近。可让髌骨外侧远离股骨；也可以先把膝内侧组织往髌骨方向拉时再贴贴扎贴布，以便产生皱褶可减少摩擦与不适。

3. 如果是髌骨合并有旋转现象时，则采用外侧滑移合并旋转矫正贴扎，如图 3-16 所示（ER3-14）。

操作：常见的外转，衬底贴布锚固定于髌骨外下方，往内绕上贴向对侧肩的方向，让髌骨上端产生向外旋转来矫正；若是内转则是采用相反的手法，让髌骨上端产生向内下旋转来矫正。

（三）相关康复治疗

1. 根据患者需要，贴扎前可进行物理因子疗法，软化组织、消除炎症。

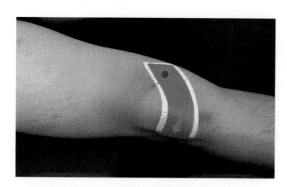

图 3-16　髌骨外侧滑移+内转矫正贴扎示意图　　　ER3-14　髌骨外侧滑移+内转矫正贴扎

2. 多配合运动疗法,如自我伸展运动、姿势矫正、主动/被动关节活动度运动,肌肉力量的激活与训练,特别是臀中肌、股内侧肌等容易被抑制的稳定肌群。

3. 贴扎后搭配肌肉功能性训练更佳。

（四）注意事项

1. 若发现髌骨有下倾现象,则应考虑脂肪垫问题,优先矫正贴扎。

2. 贴扎前后,均进行测试判断疼痛有无改善,未改善则需重新复位贴扎再比较,以减缓50%为目标。

二、膝关节疼痛综合征

膝关节疼痛的原因很多,在排除了关节内结构异常导致的疼痛后,膝关节周围的疼痛又被称为膝关节疼痛综合征。这些疼痛有时能明确损伤的组织,有时难以明确疼痛的缘由。常见有近端腓骨滑移的膝外侧痛、髌下脂肪垫引起的前侧膝痛,以及鹅足炎引起的内侧膝关节痛。

（一）贴扎目的

屈膝动作过程中的受限,若是疼痛部位在膝外侧,则先确认腓骨小头前滑动是否存在活动障碍,如果存在则使用姿势矫正贴扎将其复位;或是疼痛部位在膝前侧,则先确认髌腱、髌骨前滑液囊与髌下脂肪垫是否发炎,若存在机械性压迫或炎性反应,可使用减压贴扎;或是疼痛部位在膝内侧,则先确认鹅足肌腱与其滑液囊是否为发炎导致,便可使用减压贴扎。

（二）贴扎方法

1. 如果是腓骨近端滑移引起的膝外侧疼痛,则采用姿势矫正贴法,如图 3-17 所示（ER3-15）。

（1）摆位:站立位,治疗师蹲在患者后面,并需另一人辅助。

（2）操作:将衬底贴布锚固定于腓骨头,绕过髌下贴于胫骨结节附近,在内侧胫骨固定贴布;在贴贴扎贴布时,治疗师用手由后向前推腓骨头,维持复位姿势后,助手再将贴扎贴布贴上。

2. 如果是髌下脂肪垫压力过大引起的膝前侧疼痛,则采用减压贴法,如图 3-1 所示。

（1）摆位:仰卧位,膝下垫毛巾卷（屈膝 20°）。

（2）操作

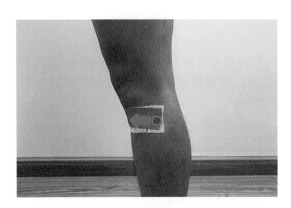

图 3-17 膝外侧疼痛矫正贴扎示意图

ER3-15 膝外侧疼痛矫正贴扎

1）先执行髌下脂肪垫减压测试，治疗师一手虎口卡住髌下脂肪垫位置，在脂肪垫处施加向下压力，减压内外侧髌下脂肪垫，如此动作有减轻疼痛就可施加此贴扎技法。

2）衬底贴布锚固定于胫骨结节，分别向内侧膝关节、外侧膝关节各贴 1 条贴布呈 V 形，尾贴至股骨内外侧髁方向。

3. 如果鹅足炎引起的内侧膝关节痛，则采用减压贴扎，如图 3-18 所示（ER3-16）。

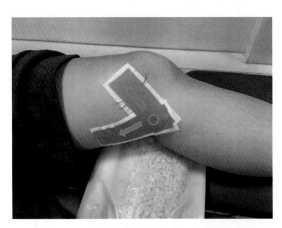

图 3-18 膝内侧疼痛 V 形减压贴扎示意图

ER3-16 膝内侧疼痛 V 形减压贴扎

（1）摆位：仰卧位。

（2）操作

1）衬底贴布锚固定于内侧腓肠肌，绕过髌骨前下方尾固定于胫骨中线。

2）或在膝关节内侧做一 V 形贴，衬底贴布锚固定于内侧膝关节线上方，尾固定于大腿后侧和股四头肌。

3）膝后侧滑囊炎减压测试，治疗师用示指与中指向内侧膝关节线上方或下方推挤施加压力，减轻内侧肌腱附着。

（三）相关康复治疗

1. 根据患者需要，贴扎前可进行物理因子疗法，消除炎症。

2. 用神经肌肉电刺激对相关肌肉群进行刺激，预防肌肉萎缩。

3. 贴扎后可进行相关伸展运动、功能性训练。

（四）注意事项

贴扎前，先进行测试有助于判断疼痛的原因，通过手法复位后贴扎更为有效。

三、坐骨神经痛(含小腿疼痛)

临床上表现为坐骨神经支配区域(臀部、大腿后方和小腿)的疼痛、麻木、无力等。坐骨神经痛的原因主要是因为腰骶部神经根的卡压或者坐骨神经在经过梨状肌时发生卡压与炎症。

(一)贴扎目的

在活动或治疗过程中常因为对炎症神经组织造成牵拉引起疼痛,可通过贴扎减少牵拉所产生的应力。

(二)贴扎方法

1. 若是疼痛部位在神经根近端处,患侧臀部采取减压贴扎,如图 3-2 所示所示。

(1)摆位:站立位。

(2)操作

1)第 1 条衬底贴布锚固定在患侧臀沟内侧拉向侧边接近大转子上方;第 2 条衬底贴布锚固定在第 1 条衬底贴布的锚处,向上提拉贴布延着臀大肌肌腹贴至髂后上棘;第 3 条衬底贴布锚固定在第一条衬底贴布的尾端,从大转子向内贴至第 2 条衬底贴布尾端的髂后上棘。

2)贴扎贴布也依序方式贴,并做提拉。

2. 若是有神经根远端的疼痛,则采用下列减压贴扎

(1)先以大腿端为先,再贴小腿端:若是属于 S_1 神经根受迫则选择大腿后侧;若是属于 L_5 神经根受迫则选择大腿侧边,贴布由中段部位开始斜上向外拉,在贴的同时把皮肤往臀部方向捏起,如图 3-11 所示。

(2)也可以在大腿后侧中段和小腿后侧中段,各做一朝上 V 形减压贴扎,衬底贴布锚固定在大腿后侧、小腿后侧中点,向内侧外侧做 V 形贴,如图 3-19 所示(ER3-17)。

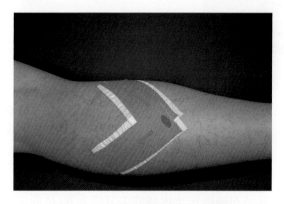

图 3-19   下肢 V 形减压贴扎示意图

ER3-17   下肢 V 形减压贴扎

(三)相关康复治疗

贴扎后,可进行相关伸展运动、功能性肌力训练,特别是针对髋关节与胸椎的活动性以及腰椎的稳定性。

(四)注意事项

1. 贴扎的方向依照患者症状恶化情况而调整,若症状加剧,则改变贴扎方向。

2. 先贴神经根近端,若症状未减缓再依序贴大腿与小腿端。

四、上背疼痛

临床上常见的上背部疼痛通常是因为不良的姿势和运动模式导致了颈肩背部肌肉劳损、胸椎曲度异常，或胸椎小关节退变等病变。临床表现为颈肩背肌肉紧张和疼痛、颈胸椎旋转受限、胸椎后伸或前屈时疼痛、胸椎棘突压痛等疼痛。

（一）贴扎目的

因异常姿势、肌肉劳损，或胸椎小关节损伤所引起的肩颈上背肌紧张和疼痛，或颈胸椎旋转限制造成疼痛，可采用贴扎进行复位矫正操作。

（二）贴扎方法

1. 如果是胸椎不良姿势引起的肩颈疼痛，可采用矫正贴扎，如图 3-20 所示（ER3-18）。

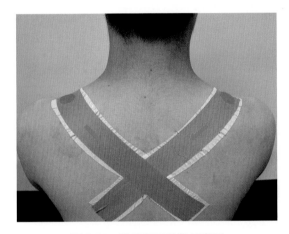

图 3-20　胸椎矫正贴扎示意图

ER3-18　胸椎矫正贴扎

（1）摆位：坐位，患者腰背挺直。

（2）操作：2 条衬底贴布锚各固定在两侧上斜方肌，贴至对侧的肩胛骨下缘与胸椎处，呈一 X 形；贴扎贴布均由斜方肌处往对侧下方施加拉力粘贴。

2. 如果是颈胸椎旋转限制引起的肩颈疼痛，可采用矫正贴扎，如图 3-21 所示（ER3-19）。

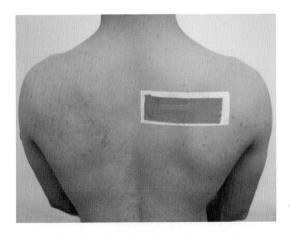

图 3-21　颈胸椎旋转矫正贴扎示意图

ER3-19　颈胸椎旋转矫正贴扎

（1）头颈部先转向痛侧，一手顶住动作受限椎节的棘突侧边，先行关节松动后再回原位；将衬底贴布锚固定在该椎节棘突处，拉贴至对侧的肩胛棘中间部位。

（2）再将对侧肩胛骨后缩后再进行贴扎。

3. 如果是因胸椎小关节损伤引起可采用减压贴扎，如图3-12所示。

（1）确认最痛点的椎节位置后，取上下一节为贴扎范围。

（2）用衬底贴布将这个部位贴成正方形后，贴扎贴布由角落一端拉贴至另一角落，后续贴扎贴布以同样方式粘贴。

（3）贴布围住的部分要见到皮肤有产生皱褶现象。

（三）相关康复治疗

1. 根据患者需要，贴扎前可进行物理因子疗法，消除炎症与疼痛。

2. 贴扎后可进行相关伸展运动、功能性肌力训练。

3. 加强居家康复知识的宣教。

（四）注意事项

贴扎前，也可先进行颈胸椎关节松动治疗。

五、肱骨外上髁炎

俗称网球肘，是由于前臂伸肌腱过度或反复牵拉肱骨外上髁的肌腱附着处，导致局部的急慢性炎症。临床表现为肘外侧疼痛和压痛、伸腕抗阻或拧毛巾样动作时疼痛加重。

（一）贴扎目的

肘关节外侧疼痛，压痛点在肱骨外上髁、桡骨小头、腕伸肌肌间沟，前臂旋转及腕背伸时疼痛明显时，可采用减压贴扎缓解疼痛。

（二）贴扎方法

1. 肱骨外上髁疼痛、按压痛且减压测试为阳性时，可采用减压贴扎，如图3-22所示（ER3-20）。

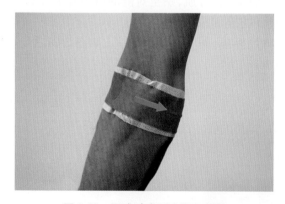

图3-22　网球肘减压贴扎示意图

ER3-20　网球肘减压贴扎

（1）摆位：坐位，肘关节屈曲30°左右。

（2）操作：衬底贴布锚固定在压痛点远程处，环绕手臂粘贴；治疗师一手压抵住压痛点，另一手拉张贴扎贴布到前臂内侧处固定。

2. 肱骨外上髁点压痛且桡骨小头侧滑测试为阳性时，可采用矫正贴扎，如图3-23所示（ER3-21）。

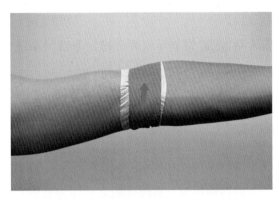

图 3-23　网球肘侧滑矫正贴扎示意图

ER3-21　网球肘侧滑矫正贴扎

（1）摆位：坐位，肘关节屈曲 30° 左右。

（2）操作：衬底贴布锚固定在于近端桡骨小头处，环绕手臂粘贴；贴扎贴布锚固定在近端桡骨后，请另一治疗师双手拇指抵住桡骨小头并向尺侧施加压力并维持时，再将贴布绕过前臂内侧固定于鹰嘴突。

3. 肱骨外上髁点炎症疼痛且夜间不适，则采用菱形减压贴扎，如图 3-13 所示。

（1）先确认菱形中心点为疼痛区，以手臂长轴为菱形的两顶点，用衬底贴布围起疼痛区。

（2）先以贴扎贴布在对侧两边沿着衬底贴布相反方向粘贴，再到另一对侧边沿着衬底贴布往疼痛中心拉贴。这可以使疼痛区皮肤产生皱褶现象。

（三）相关康复治疗

1. 贴扎前，可进行物理因子疗法，消除炎症与疼痛。

2. 贴扎后，可进行相关伸展运动、主动/被动关节活动度运动、功能性肌力训练。

（四）注意事项

可在贴扎完成后，让患者再次进行腕背伸或抓握动作，观察症状有无减轻，作为贴扎疗效评价。

六、肱骨头向前移位

肩关节是人体活动度最大的关节，因为肩胛盂小、肱骨头大且圆，而关节囊却较松弛，所以活动度较大。当肩关节在处于特定的体位时，相应的韧带将紧张以防止肱骨头过度位移。当肩关节外旋时，盂肱中韧带被拉紧，防止肱骨头向前位移；如果该韧带受损，关节囊前壁变弱，容易发生肱骨头向前移位。

（一）贴扎目的

如果在肩关节前、外侧疼痛或肩峰下撞击综合征，甚至肩关节不稳、旋转肌损伤发现有肱骨头向前移位，可采用矫正贴扎技术，从而恢复理想的肱骨及肩胛骨的运动模式。

（二）贴扎方法

针对肱骨头向前移位若复位测试为阳性时，可采用矫正贴扎，如图 3-3 所示。

（1）摆位：坐位，手臂自然下垂。

（2）操作：衬底贴布锚固定在肱盂关节前面，绕过肩胛部尾贴附于肩胛下角内侧处；贴扎贴布先将锚固定后,另一手将肱骨头往上往后推,再将贴扎贴布粘贴上。

（三）相关康复治疗

建议搭配相关康复治疗,如改善胸椎活动、肱盂关节与肩胛骨稳定肌群的功能性肌力训练。

（四）注意事项

1. 贴扎贴布拉张力切勿过大,以免造成肱骨头皮肤受损。

2. 贴扎后,检测一下动作与症状是否改善。

七、肩胛骨动力障碍

良好的肩关节活动度需要肩胛胸壁关节的协调参与。肩胛骨的运动即为肩胛胸壁关节运动,包括肩胛骨的上提、下降、内外旋、外展和内收。肩胛骨的主动运动控制由其肩胛带周围肌肉控制,在肩关节的不同位置,各肌群的作用也不同。

（一）贴扎目的

由于姿势不良所引起的圆肩、驼背造成的肩胛骨外滑、下旋的异常偏位;或者是前锯肌无力引起的异状肩或肩胛骨旋转异常现象。或者肩肱节律失常,肩胛骨位置姿势异常,因而采用矫正贴扎技术,恢复肩胛骨在静态姿势下的控制以及动态活动中理想的运动模式。

（二）贴扎方法

1. 如果是静态姿势异常引起的肩胛骨偏位,则采取矫正贴扎,如图 3-7 所示。

（1）摆位:颈部维持中立,肩胛骨可以先主动摆在后缩下压的位置。

（2）操作:衬底贴布锚固定在斜方肌肩颈角部位或锁骨,斜后下经过肩胛棘中心点后到肩胛骨下缘下方第 12 胸椎横突处;贴扎贴布的锚不要有拉张力,直至肩胛上角后才给予。

2. 如果是静态姿势便发现有翼状肩,则采取矫正贴扎,如图 3-24 所示(ER3-22)。

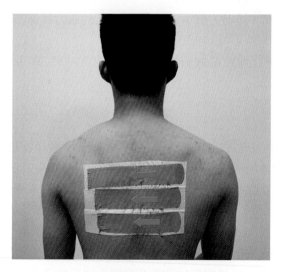

图 3-24　翼状肩矫正贴扎示意图

ER3-22　翼状肩矫正贴扎

（1）摆位:肩胛骨被动摆位在后缩与下压的位置。

（2）操作:衬底贴布锚固定在肩胛骨内缘外侧,横向到对侧的肩胛骨内缘外侧,约 3~4 片平行覆盖住;贴扎贴布再拉力粘贴。

3. 如果是前锯肌肌力失衡而造成肩胛骨运动障碍,使得肩关节上抬过程中,肩胛骨有上旋转不足现象,则采取肌肉促进贴扎,如图 3-14 所示。

(1)摆位:肩胛骨中立位置。

(2)操作

1)衬底贴布锚固定在乳头下方,沿着胸廓绕到肩胛骨下缘停在脊椎骨外侧约 2cm 处,不跨越脊椎;贴扎贴布再粘贴上。

2)在贴的过程中,可以先在肩胛下缘处用拇指推皮肤往外前侧后再粘贴上去,可以在下缘外侧产生皱褶。

4. 如果是动态肩肱节律失常引起的肩胛骨过早上抬现象,则对上斜方肌采取肌肉抑制贴扎,如图 3-4 所示。

(1)摆位:肩胛骨可以先主动摆在上抬与后缩的位置。

(2)操作:衬底贴布锚固定在锁骨中段,以斜上往后通过肩胛骨棘中心点往 T_{12} 棘突方向贴至肩胛骨下端(约 $T_9 \sim T_{10}$ 的位置);贴扎贴布的锚不要有拉张力,直至上斜方肌肌腹时才给予。

(三)相关康复治疗

根据患者的症状需求,建议可配合下列康复治疗,如自我伸展运动、姿势矫正、主动/被动关节活动度运动以及物理因子疗法。贴扎后搭配功能性训练更佳。

(四)注意事项

贴扎后,活动时如果会引起疼痛,则必须调整软组织松解程度或贴扎方向。

八、骰骨疼痛综合征

骰骨是足外侧柱的支撑骨,构成足外侧弓。骨沟内容有腓骨长肌腱,它参与构成跟骰关节,有辅助踝关节内外翻作用,有利于足部适应不平坦地面;构成骰-第 4、5 跖骨关节,能够缓冲负重压力,减轻跖骨头负荷。当骰骨骨折、力线改变和外侧柱缩短时,将导致跖骨头负重增加,引发足外侧或骰骨区域疼痛和压痛。

(一)贴扎目的

当足部外侧骰骨疼痛且足内翻测试阳性时,可以贴扎矫正骰骨位置。

(二)贴扎方法

骰骨移位引起外侧足底疼痛,可采用骰骨背移姿势矫正贴扎,如图 3-25 所示(ER3-23)。

(1)摆位:仰卧位,将足部伸于床外。

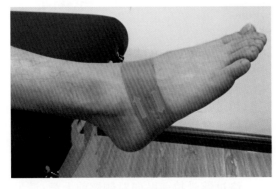

图 3-25　骰骨疼痛综合征矫正贴扎示意图　　　　ER3-23　骰骨疼痛综合征矫正贴扎

（2）操作：可以直接使用贴扎贴布，取一半宽度贴布，锚固定在骰骨外侧下方足底边缘，往上施加拉力贴附骰骨至足背。第 2 条贴扎贴布锚点固定在足部外侧上端第 5 跖骨，往足底方向施加拉力贴附至足底内缘（第 5 跖骨下移）。

（三）相关康复治疗

1. 贴扎前，可以先执行松动手法矫正。

2. 关注腓骨长肌、伸趾短肌的自我伸展运动、主动/被动关节活动度运动。

（四）注意事项

2 条贴布不可交叉贴附在骰骨-第 5 跖骨关节部位，也不可重叠贴布。

九、骨盆痛

骨盆是由左右髋骨及骶骨组成，并与股骨近端构成髋关节。骨盆的骨与骨之间由前面的耻骨联合和后面的骶髂关节、骶尾关节和韧带连接。骶髂关节是一微动关节，韧带扭伤多发生于腰骶韧带，伤后表现为该关节部位疼痛。如果骶髂韧带松弛，则骶髂关节可发生轻微错动或卡压，导致该关节区域疼痛。女性妊娠时，骶髂关节及韧带松弛、耻骨联合和骶髂关节变宽、活动性增加，也会导致骨盆区域疼痛。此区域疼痛不会沿着坐骨神经的走行放射。

（一）贴扎目的

下背部与骶髂关节有疼痛感，触诊骶骨底与髂后上棘有分离或靠近等现象且与疼痛诱发测试有关，可以采用矫正贴扎技术复位，增加其本体感觉。

（二）贴扎方法

1. 骶髂关节疼痛且执行骨盆压缩测试为阳性时，采用姿势矫正贴扎，如图 3-26 所示（ER3-24）。

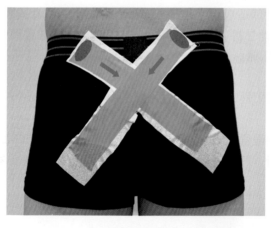

图 3-26　骨盆骶髂关节矫正贴扎示意图

ER3-24　骨盆骶髂关节矫正贴扎

（1）摆位：站立位。

（2）操作：衬底贴布锚固定在两侧髂嵴，越过骶骨贴向对侧外下角臀大肌处，两者并成一 X 形；贴扎贴布用力向下向侧拉张粘贴，可视状况使用 2~3 条。

2. 骶髂关节疼痛且执行髂骨强力前推阳性时，可采用姿势矫正贴扎，如图 3-10 所示。

（1）摆位：站立位。

（2）操作：衬底贴布锚固定在髂后上棘，绕过髂骨拉前贴向对侧髂前上棘；请另一位治疗师维持髂骨前推的姿势下，贴扎贴布拉张贴上，可视状况使用 2~3 条。

（三）相关康复治疗

1. 贴扎前，可进行物理因子疗法，消除炎症与疼痛；也可在进行关节松动术后，进行此贴扎治疗。

2. 贴扎后，可进行相关伸展运动、功能性肌力训练。

（四）注意事项

1. 贴扎贴布需施加最大拉力，使衬底贴布皱褶。

2. 若是施相反方向的推力有阳性现象，则贴扎方向也跟着改变。

十、腕关节疼痛

腕关节由尺桡骨的远端及 8 块腕骨组成，8 块腕骨形状各异，彼此之间相互交错接触，韧带连接，活动度不等。腕部的疼痛原因有肌腱损伤、腕骨关节炎、下尺桡关节分离、腕关节结构损伤等。正常情况下腕关节处于轻度背伸、尺偏。外伤时手腕撑地，暴力致腕过度背伸受剪力挤压可造成三角纤维软骨复合体损伤，甚至发生月骨被挤向掌侧而脱位。

（一）贴扎目的

腕关节因弯曲伸展或翻转时产生疼痛，且执行关节松动有受限，可采用姿势矫正贴扎将手法后的效果维持。

（二）贴扎方法

1. 如果是手腕翻转时产生疼痛且对远端桡尺骨执行掌侧滑移阳性时，可采用姿势矫正贴，如图 3-27 所示（ER3-25）。

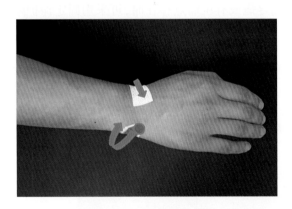

图 3-27 腕关节尺骨背侧滑移矫正贴扎示意图

ER3-25 腕关节尺骨背侧滑移矫正贴扎

（1）摆位：患者站/坐位，手自然下垂。

（2）操作：衬底贴布锚点固定在远端尺骨茎突背侧，拉向掌侧面贴至桡骨茎突背侧处；贴扎贴布的锚贴后，请一位治疗师对尺骨茎突做掌侧滑移时再拉张至尾端处。

2. 如果腕关节屈曲伸展引起疼痛且桡腕关节滑移阳性，可采用姿势矫正贴扎，如图 3-28 所示（ER3-26）。

（1）摆位：患者坐位，手肘部放于治疗床上，指心朝上。

（2）操作：使用 1/2 的衬底贴布，锚固定在桡骨茎突，绕腕关节一圈止于锚；请另一位治疗师维持桡向侧滑的姿势下，再拉张贴扎贴布贴一圈到锚处。

（三）相关康复治疗

1. 贴扎前，可进行物理因子疗法，消除炎症与疼痛；也可在进行关节松动术后，进行此贴扎治疗。

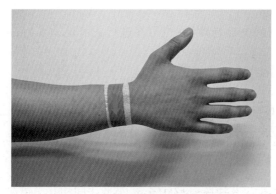

图 3-28　腕关节滑移矫正贴扎示意图

ER3-26　腕关节滑移矫正贴扎

2. 贴扎后，可进行相关伸展运动、功能性肌力训练。

（四）注意事项

若是施相反方向的推力有阳性现象，则贴扎方向也跟着改变。

十一、大拇指腱鞘炎

大拇指根部第 1 掌骨头掌侧疼痛、拇指不能屈曲或者伸直，时有弹响现象，拇指被拉伸时疼痛。

（一）贴扎目的

大拇指伸展活动时，在第 1 掌骨底端疼痛或有压痛点存在时，可采用固定保护贴扎，减少其活动，促进其恢复。

（二）贴扎方法

1. 大拇指伸展时，在第 1 掌骨底端疼痛且对大多角骨做前外侧滑移有阳性时，可采用固定保护贴扎，如图 3-29 所示（ER3-27）。

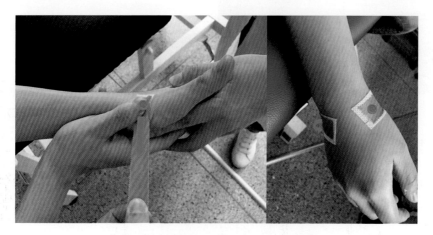

图 3-29　大拇指大多角保护贴扎示意图

ER3-27　大拇指大多角保护贴扎

（1）摆位：患者坐位，手自然摆放。

（2）操作：使用 1/2 的衬底贴布，锚固定在第 1 掌骨基部的大多角骨背侧，绕过大拇指外侧与手掌后贴在手背侧；先将贴扎贴布锚固定后，请另一位治疗师维持往外前侧滑大多角骨时，再拉贴到尾端。

2. 大拇指做对掌动作时,疼痛且被动伸展时阳性,可采用固定保护贴扎,如图 3-30 所示(ER3-28)。

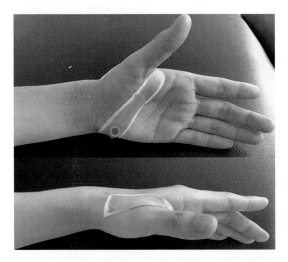

图 3-30 对掌动作疼痛时的大拇指固定保护贴扎示意图

ER3-28 对掌动作疼痛时的大拇指固定保护贴扎

操作:使用 1/2 的衬底贴布,锚固定在拇指背尺侧底部,绕过第 1 掌骨与虎口后粘贴在大拇指掌尺侧底部;再以贴扎贴布粘贴。

3. 大拇指做后伸外展动作时,拇指掌侧有压痛点时阳性,可采用固定保护贴贴扎,如图 3-31 所示(ER3-29)。

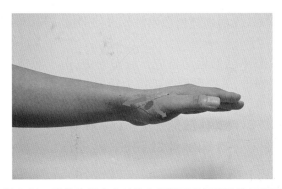

图 3-31 后伸外展疼痛时的大拇指固定保护贴扎示意图

ER3-29 后伸外展疼痛时的大拇指固定保护贴扎

操作:使用 1/2 的衬底贴布,锚点固定在拇指背尺侧底部,通过大拇指第 1 掌骨掌侧中心点,绕过第 1 掌骨与虎口后,粘贴在桡骨茎突背侧处;贴扎贴布在粘贴时,特别是在第 1 掌骨掌侧中心点,给予较大的拉张力。

(三)相关康复治疗

1. 贴扎前,可进行关节松动术或物理因子疗法,消除炎症与疼痛。

2. 贴扎后,可进行相关伸展运动、功能性肌力训练。

(四)注意事项

对于疼痛点可以给较大的拉张力。

(黄俊民 吴华 徐旭斌)

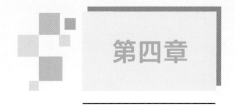

第四章

运 动 白 贴

第一节 概　述

一、作用原理

（一）预防外伤

1. 预防发生初次损伤的胶布固定　运动白贴的主要作用是用来固定关节,尤其是与高强度对抗中容易受外力作用发生损伤的关节进行胶布固定;一般以运动医学中对运动项目的动作分析为基础,结合运动员的自身特点,提前预判损伤风险较大的部位,并且对该身体部位予以固定。

对基础训练和专项训练不足或者状态不佳的运动员进行胶布固定:由于肌肉骨骼系统薄弱对应付运动所引起的突然物理性冲击、关节研磨等抵抗力较弱,在各个关节部位尤其更为显著,不仅易于招致软骨损伤、骨折,而且由于关节可动范围较大,在运动中不能保持正确姿势(失去平衡),从而常常因摔倒而致其他部位受伤。对这种身体薄弱者,先用胶布紧贴固定,以增加关节抵抗力和限制其可动范围,使之保持平衡,从而防止发生运动引起的损伤。

2. 损伤复发预防处理的胶布固定　过去因外伤引起的损伤已治愈,再次参加运动时,由于损伤修复的局部结构或其他相邻结构相对比较薄弱,可能会使得原损伤复发,经过分析可对身体相应部位加强预防处理。

3. 发生二次损伤的预防处理和胶布固定　当身体某部位由于发生韧带撕裂、挫伤和骨折等引起功能性后遗症时,致使运动中失去平衡,因而常易出现新的损伤,为了预防二次损伤,对具有后遗症的肢体实行胶布固定。

（二）急救处理

作为紧急处理的胶布固定对象为挫伤、肌肉撕脱、脱臼和骨折等,对挫伤、肌肉撕脱实行患部加压、固定,而撕脱、骨折仅行固定。

急救措施一般应按照 RICE 原则:①制动(rest,R);②冰敷(ice,I);③绷带压迫固定(compression,C);④抬高患肢(elevation,E)的步骤进行。其中制动和加压固定,可以使用运动白贴帮助。例如在运动外伤中常发生踝关节挫伤,当挫伤处内出血少量时,一般可早期治愈。因此,挫伤发生后需及早防止患部毛细血管出血。为防止内出血,紧急措施即对患部实行压迫、固定和冷却。首先实行压迫、固定。但是由于运动可加快脉搏、增高体温,对于血流旺盛的患部使用紧缚度弱的绷带,防止内出血的效果不显著,而实行胶布固定可加强紧缚度,从而提高防止内出血效果。

其次实行冷却。产生血管收缩,防止内出血,但产生效果缓慢,有些时候用胶布固定的方法预防内出血效果好于冷却法。因此,最近实行胶布固定加冷却的意义也表明"止痛"的目的大于"防止内出血"。

所以对运动中挫伤的急救处理,为了防止内出血,应首先实行胶布压迫固定,然后再采用冷却止痛法。

(三)在身体功能性训练中的应用

功能性训练是将成为健康、功能完善的人所需的条件融入训练内容,借此赋予训练功能性。人类透过神经系统与肌肉群一连串的连锁反应,做出各式各样的动作。运动或日常活动是否有助于让身体以最理想的方式行动,或有规律地做完整个动作范围,并避免从其他肌肉施力? 身体的稳定性是否足够支撑最大动作范围?

进行功能性训练的目的,一方面是为了预防损伤,另一方面是为了使损伤恢复的同时,让受到影响的身体功能也得到恢复,以便尽早参加运动训练。

实用运动白贴的目标:是帮助近端关节完成最大限度的稳定性,以让远端的肢体更加灵活地发挥功能。利用运动白贴帮助恢复性训练,设法使患部和全身肌力达到能参加运动的程度,直到恢复到预防外伤复发的程度。当帮助日常的训练强度时,则需要使运动所需要的肌力、爆发力、肌肉持久力和敏捷性的体力能得到恢复。

(四)使受伤的部位固定以促进运动员继续比赛

这种胶布固定多用于手腕、膝和踝关节等。若受伤后停止训练,最好专心进行治疗,但是现实则常需继续参加比赛或训练,在这种情况下经专科医师诊断后实行必要的胶布固定,然后参加运动。这样的固定方式往往比弹性绷带更加牢固。

(五)矫正运动姿势与胶布固定

胶布固定特别对矫正棒球的击球、高尔夫球的转身和投掷铁饼等姿势有效。为矫正这些姿势而应用胶布固定时,由于限制了相关部位的关节运动,在不出现错误姿势的范围内,能反复地进行打击、投掷等动作的练习。将这种"关节运动的限制"持续一定的时间,最终使姿势的矫正获得成功。采用正确的姿势进行击、掷,关系到技术的提高。

二、效应机制

(一)关节固定机制

运动白贴通过对韧带损伤后或者肌肉力量不足导致不稳定的关节进行固定,激活本体感觉,也可限制关节运动,使其在一定范围内活动。促进更好的运动表现和功能。

(二)机械压迫机制

运动白贴通过机械压迫作用,对损伤出血水肿的部位进行压迫,结合冰敷可以迅速抑制水肿。

(鲍捷　马燕红　张少华)

第二节　运动白贴的基本技巧

一、胶布固定的一般知识

（一）技术方法的选择

为提高胶布固定的效果,应从所要进行的运动、比赛等运动力学的特点、伤者的体型和损伤程度等,开始认真地考虑贴扎胶布的位置、方向、强度、宽窄和片数等,以便选择最有效的方法。

（二）实行胶布固定前的诊断

首先检查患部能否进行胶布固定,明确禁忌证和适应证。

1. 在胶布固定的部位出现疼痛、肿胀时,应认真进行评估,找到原因,并慎重判断只靠胶布的效应。

2. 确认胶布固定部位是否有皮肤撕裂或严重的擦伤,若有这种外伤时,需用消毒后使用黏附喷剂打底或者使用皮肤膜打底。

3. 要确认胶布固定部位的皮肤是否有因淋浴、涡流浴或其他理学疗法所致的毛囊展开（皮肤松弛）,因在皮肤毛囊展开的情况下进行胶布固定,易引起皮肤擦伤。

（三）胶布固定前的准备

1. 先将固定部位的毛发用剃刀刮除,这有助于增强粘贴效果,在取除胶布时,也不会出现疼痛。

2. 用肥皂、酒精彻底洗净固定部位,并仔细擦去水汽（若不除去水汽,则会减弱胶布的粘贴效果）。

3. 当固定部位有外伤时,则进行止血、消毒和涂敷外用药后,垫以纱布。

4. 当固定部位处于皮肤较弱的腋窝、膝腘、足背和跟腱等部时,该部用涂以凡士林的纱布和脱脂棉覆盖,并垫以海绵橡胶。

5. 对刺激引起过敏的人,将固定部位用底衬薄膜（underwrap）缠上。

（四）胶布使用方法

1. 缠卷胶布的技术　原则上先覆盖底衬薄膜,然后将胶布与胶布的一部分重叠行缠卷,当胶布与胶布之间露出皮肤时,常常因为局部张力不平衡而引发对皮肤的刺激。

注意:请勿使胶布扭曲或出现皱褶,可以按照胶布固定部位的形状,使胶布和身体表面接触边平整边进行缠卷。以小腿部为例,胶布缠于小腿后方时,缠绕手边抹平胶布边进行缠卷。

2. 齿状胶布的撕断法（以右手为例）　右手:用拇指和示指按压住胶布的上端;左手:示指和中指前端置于胶布的黏着面（不要超过近端指间关节）,此时,为更方便撕断胶布,不要将指端过度向深部置入。左手勿动,固定于胶布固定的位置,持卷的右手腕部,向右斜,前方突然折断,否则胶布会出现皱褶或扭曲。胶布割断后,用左环指和小指背侧部压迫粘贴于体表的胶布,并使其紧贴于皮肤上。

（五）确认胶布固定后的情况

在胶布固定部位,被缠卷的胶布的固定程度或身体运动时的可动范围是否合适须加以确认,重点关注胶布有没有因为紧缚而影响血液循环,以及压迫神经影响其正常生理功能,若出现妨碍,则多感觉疼痛。如果紧缚过强,则会妨碍运动动作。

（六）胶布的缠卷、变换与去除

为防止胶布固定后局部发生皮肤炎症,需要适当变换胶布的缠卷方法(胶布固定时间是否合适,因人而异。又因比赛、训练时间或比赛项目不同,所以,应综合判断这些条件后予以适当变换)。

去除胶布要慎重,使用专用剪刀从底衬薄膜的缝隙中缓慢剪开包扎的胶布,切忌勉强撕开剥离,如果没有使用底衬薄膜预覆盖而是直接粘贴胶布,则去除的时候不是"自皮肤剥去胶布",而是以"自胶布剥去皮肤"的感觉除去胶布。剥离胶布时,千万不要勉强,应仔细考虑肌肉的走行方向和关节构造等。

胶布除去后,需用喷雾器彻底擦去皮肤的黏着物。

（七）胶布固定与运动

根据目的来选择胶布固定的方法、技术,确定胶布的数量、位置、方向和强度,这些问题前文已述。更重要的是提高胶布固定的效果。为了避免误用,应在充分考虑胶布固定目的、外伤程度以及恢复程度等之后,严格遵守条件允许的运动量、强度和频度。根据上述情况,实施能适用于各种情况的运动障碍、外伤的胶布固定。

此外,当身体部位的可动范围处于被限制或固定状态下进行运动,为了尽可能地发挥比赛中所需要的动作效果,也需充分考虑固定前的摆放体位,将肢体摆于与运动动作相结合的功能位实行固定,会有更好的效果。

二、运动白贴与辅助固定用品

（一）胶布的种类、性质和保管

1. 运动白贴的宽度取决于固定部位的形态和技术方法 胶布宽度不合适,则成为过于限制可动范围、固定力低下和胶布断裂的原因。例如,对手的指关节实行胶布固定时,若胶布太宽,则会使不需要固定的部位也受到限制。再如,对活动范围大的膝关节部位,若使用较窄的胶布,则由于运动可使胶布断裂和固定力低下,常常妨碍比赛,所以应选择适合于固定部位形态和胶布固定技巧的胶布。用运动白贴主要目的在于固定关节,限制可动范围和压迫身体部位。一般来说,我们常使用38mm宽度的运动白贴进行固定。胶布固定部位及宽度的选择,见表4-1。

表4-1　胶布固定部位及宽度的选择

宽度	胶布固定部位
约19mm	手指、足趾等
约38mm	踝关节、跟腱、肘、腕关节、小腿部等
约50mm	膝关节、肩关节、腰部、大腿部等

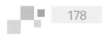

2. 未用完的胶布放入保管柜内,需将胶布的卷轴垂直放置,否则胶布卷将变形。胶布极易受高温和潮湿的影响,尤其当置于直射日光的高温场所时,失去湿度导致胶布两面变硬,胶布难以撕开,并妨碍胶布固定。大量存放胶布时,应放入暗室,注意湿度和温度问题。

（二）辅助固定用品

为了保护固定部位的皮肤和提高胶布的粘贴效果,以及去除胶布等,常使用各种胶布辅助固定用品。

1. 底衬薄膜　皮肤受刺激产生过敏反应的人或由于长期实行胶布固定,致使皮肤皲裂时,为保护皮肤而使用底衬薄膜。

2. 黏着喷雾器　增强皮肤和胶布的黏着力,同时防止运动时出汗所致的胶布松弛,从而提高胶布的固定能力。

3. 去膜剂喷雾器　用以除去黏着喷雾器和胶布的黏性物,以及为保护皮肤所使用的软膏（凡士林软膏等）。当除去胶布时直接从其上面喷射,但在除去其他黏性物时,则直接喷射皮肤。

4. 海绵橡胶　海绵橡胶为缓和冲击和急救时压迫损伤部位而使用,保护固定部位的皮肤、肌腱。

5. 胶布切割器、剪刀　为除去胶布而使用。

6. 冰袋　为使局部迅速冷却。

7. 凡士林　为保护固定部位皮肤。

（鲍捷　马燕红　李天骄）

第三节　运动白贴的临床应用

一、足踝部运动损伤

（一）病因

常见足踝部运动损伤与功能障碍大致可分为下列两种：

1. 踝关节扭伤　踝关节韧带损伤在运动损伤中非常多见,在关节韧带损伤中占第 1 位。当踝部受冲撞扭转,或足踩到不平地面而令身体失去重心时,均可使踝部韧带损伤。

踝关节韧带损伤可分成三个主要类型：踝外侧韧带损伤、踝内侧韧带损伤与下胫腓韧带损伤。三种类型损伤之中,以踝外侧韧带损伤最为常见,其原因主要有两方面。一是踝内侧三角韧带较为坚强,而外侧韧带相对较薄弱;二是足部不正确着地动作,往往是足外侧缘或足背着地,可造成强力内翻,损伤踝外侧韧带。在运动中,由于某种原因身体失去重心,或在运动中脚被踩、被绊,或场地不平等都可产生足关节的过度内翻动作,造成踝外侧韧带损伤。

2. 腓肠肌肌腱滑脱　腓骨长、短肌是足外翻的原动肌,并有屈踝的作用。两肌均起于腓骨外侧,两肌腱从外踝后缘、沿着踝沟转至足底。外踝后缘的踝沟处有坚硬的韧带组织,形成外踝支持带保护腓骨肌腱于踝沟内。腓骨肌腱沿踝沟下行途中,外踝作为滑车在外踝尖部急转向前下方。外踝部是该肌腱成角最大处,因此容易在该部位发生肌腱滑脱。腓骨长肌腱滑脱又称"弹响踝",常见于篮球、足球及滑雪等运动项目。

最常见的损伤机制是在足内翻位时,踝关节突然被动背伸。这时,腓骨长肌突然保护性地收缩,导致腓骨长肌腱在外踝部滑脱。另外,当足位于轻度外翻位时,腓骨长肌突然收缩,肌腱撞击于外踝的支持带可造成支持带破裂,而引发腓骨长肌腱脱位。另外,先天性因素也是该腱产生滑脱的重要原因。

（二）症状、体征

肿胀、皮下出血、疼痛（自觉痛、压痛、活动痛）、跛行、踝关节失稳、活动受限。

（三）包扎方法

靠全固定的胶布固定于被限制了侧方向活动的踝关节处,将 1 条胶布稳定小腿,另外 2 条胶布分别向跟腱-小腿内外侧,以及足弓-后足部进行螺旋状缠绕,用于加强限制内翻。该法是适用于各类身体激烈对抗的项目以及踝关节不稳时包扎（ER4-1）。

1. 保持足部中立位。

2. 胶布 1 锚在跟腱上方的小腿处,两侧分别向小腿前侧牵拉重叠,如图 4-1A。

3. 胶布 2 锚在足底跟骨处,分别向胶布 1 牵拉固定,由于使用的多是 38mm 的胶布,故为了增加强度,可以沿足的纵轴方向增加多条,如图 4-1B。

4. 胶布 3 锚在中足足背处,先牵拉往外侧足底,过足底从内侧足弓处拉出,再斜向牵拉至外踝,如图 4-1C。

5. 胶布 4 锚在跟腱上方的小腿处,两侧分别向小腿前侧牵拉重叠,为了增加固定效果,可以沿着前 1 条胶布的下沿依次往下增加多条固定,如图 4-1D。

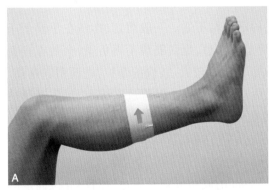
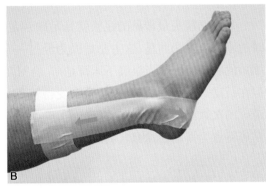
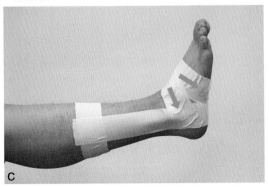
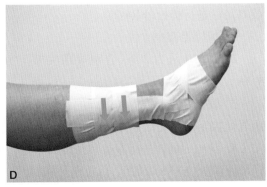

图 4-1　足踝部运动损伤包扎方法示意图
A. 第 1 条;B. 第 2 条;C. 第 3 条;D. 第 4 条

ER4-1A　足踝部运动损伤包扎方法第 1 条　　ER4-1B　足踝部运动损伤包扎方法第 2 条　　ER4-1C　足踝部运动损伤包扎方法第 3 条　　ER4-1D　足踝部运动损伤包扎方法第 4 条

二、足底筋膜炎

（一）病因

由于超负荷压力的长期作用，造成足底筋膜的急性或慢性损伤，是引起疼痛的主要原因。最常见的原因是穿着不合适的鞋子，或长时间行走包括登山健身、徒步旅行、逛商店等活动，连续走上几天，就很容易引起足底的慢性损伤，从而导致足底筋膜炎。另外，从结构上有导致足底筋膜不正常拉力的因素，例如扁平足、高弓足、跟腱过短等，长期下来可能因行走时下肢力线改变，引起腰、髋、膝、踝等部位的疼痛。

发病的运动员多见于参加田径比赛的长跑、足球、美式足球和橄榄球等跑动较多的比赛；排球、篮球、器械体操和徒手体操等跳跃动作较多的比赛；以及剑道、柔道等蹬踏动作较多的比赛；普通患者多由于足部畸形（扁平足、高弓足）、穿着不合适的鞋和运动过度引起的足底肌肉疲劳，另外，在硬地板上、道路上长时间运动亦可引起。

（二）症状、体征

足底筋膜炎最常见的症状就是足跟和足底的疼痛与不适。一般而言，疼痛在早晨下床时的第一步最为明显，这主要是因为经过一个晚上的休息，足底筋膜不再负重，会处在较为缩短的状态。因而当早晨下床踩地时，会对足底筋膜产生较大、较快的牵拉，进而引起疼痛。但在行走一段时间后，足底筋膜会变得较松，因而症状会缓解。但若过度行走，足底筋膜被牵拉的次数渐增，症状又会再现。压痛点常在足底近足跟处，有时压痛较剧烈，且持续存在。疼痛特点为搏动性、灼热、刺痛性。

（三）包扎方法

为了保持足底筋膜的牵拉，减轻疼痛，采用 38mm 的胶布分别对后足进行中立位固定以及对足弓进行提拉（ER4-2）。

1. 保持足部中立位。

2. 胶布 1 分为 2 条，分别对踝关节上方和足弓部进行缠绕确立胶布固定范围，如图 4-2A。

3. 胶布 2 进行跟骨和内踝的中立位固定，方法是从外踝上方斜拉 1 条贴布螺旋至外侧跟骨处拉至跟骨底部，再拉向内踝，如图 4-2B。

4. 胶布 3 同样进行跟骨和外踝的中立位固定，方法是从内踝上方斜拉 1 条贴布螺旋至内侧跟骨处拉至跟骨底部，再拉向外踝，如图 4-2C。

5. 胶布 4 锚在跟腱上方的小腿处，两侧分别向小腿前侧牵拉重叠，为了增加固定效果，可以沿着前 1 条胶布的下沿依次往下增加多条固定，如图 4-2D。

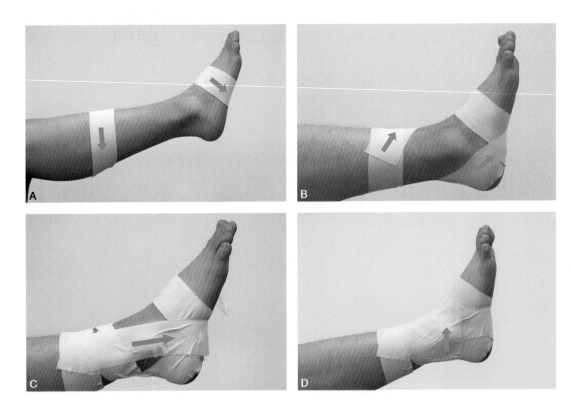

图 4-2　足底筋膜炎包扎方法示意图
A. 第 1 条；B. 第 2 条；C. 第 3 条；D. 第 4 条

ER4-2A　足底筋膜炎 包扎方法第 1 条　　ER4-2B　足底筋膜炎 包扎方法第 2 条　　ER4-2C　足底筋膜炎 包扎方法第 3 条　　ER4-2D　足底筋膜炎包 扎方法第 4 条

三、跟痛症

（一）病因

跟痛多为是跟骨部挫伤、足跟部脂肪垫炎和跟腱炎。在器械体操、徒手体操等跳起着地时使跟骨强烈地撞击地面,或剑道时跟骨反复地受到外力冲撞而引起挫伤。同样在体操、武术等运动员的跟骨跟腱附着处也常发生损伤与炎症。

跟腱远端止于跟骨后结节,结节部的跟腱其周围无腱鞘,依靠疏松的网状结缔组织与其周围的筋膜相连接。网状结缔组织含有血管,用以供给肌腱营养。跟骨跟腱止点末端病是由于踝关节经常处于过伸位或起跳过多所致。如体操运动员练习踺子小翻,踝经常处于过伸位起跳。跟腱的止点经常受到异常的牵扯力量,从而引发该处肌腱受损、腱围水肿,甚至局部软骨变性或发生骨质增生等。

（二）症状、体征

1. 疼痛　跟腱处疼痛、肿胀，踝背伸 70°用力蹬地时疼痛明显。或者只限于踏跳时及劳累后疼痛。

2. 压痛　压痛点在腱止点处，按压时疼痛明显，痛如针刺。

3. 跟腱粗大　跟腱变性增生而肿胀、粗大。

（三）包扎方法（ER4-3）

1. 俯卧位屈膝，足跟部向上，踝关节保持功能位。

2. 胶布 1 以跟骨后方跟腱附着点为锚，向两侧牵拉固定，如图 4-3A 所示。

3. 胶布 2 以跟骨底部为锚，向两侧牵拉固定，如图 4-3B 所示。

4. 胶布 3 再次以跟骨后方跟腱附着点为锚，向两侧牵拉固定，只是与胶布 1 部分重叠，目的是包绕跟骨，如图 4-3C 所示。

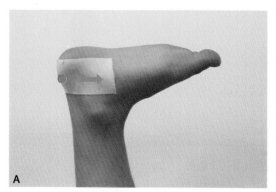
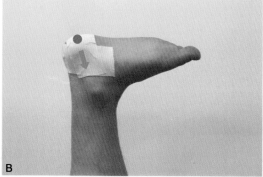
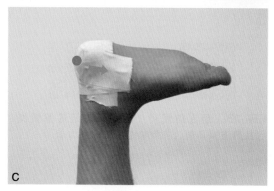

图 4-3　跟痛症包扎方法示意图
A. 第 1 条；B. 第 2 条；C. 第 3 条

ER4-3A　跟痛症包扎方法
第 1 条

ER4-3B　跟痛症包扎方法
第 2 条

ER4-3C　跟痛症包扎方法
第 3 条

5. 胶布 4 模仿胶布 3 重复胶布 2 的贴扎,直到跟骨全部被包裹住。

6. 可选方案:足跟部紧垫以海绵橡胶,以吸收增加于足跟部的冲击,使从足跟至踝部着地时的疼痛减轻。在垫付海绵橡胶前可以用胶布覆盖整个足跟部,是为了海绵橡胶不因发汗而移动。海绵橡胶开一小孔,目的是使增加于足跟部的冲击分散于其他(不痛)部分使之吸收。压迫海绵橡胶的胶布,过于用力加压时应注意会减少吸收冲击的效果。

四、第 1 跖骨损伤

(一)病因

跖骨损伤多见于疲劳,跖骨疲劳骨折多见于长、短距离的田径比赛,篮球、美式足球等跑或急停动作较多的比赛,田径比赛的跳跃或排球比赛的着地以及剑道比赛等。运动过多和时间过长是其主要原因。由于过度疲劳,使足部肌肉、韧带失去保护支持作用而足弓塌陷,使平素负重较少的第 2~4 跖骨头的负重增加,超过骨皮质及骨小梁的负担能力,严重时会造成局部的应力骨折。

(二)症状、体征

症状最初表现为前足痛,特别是在跑跳时感觉疼痛最明显,随着运动量的加大,疼痛加重,稍加休息可略减轻,局部于跖间隙或跖骨干上有压痛。足背部有时可见组织肿胀及某一跖骨骨膜肥厚不平或骨性肿大。X 线检查早期可为阴性,2~3 周后有可能见骨折线及骨痂形成。

(三)包扎方法(ER4-4)

1. 俯卧位屈膝,踝关节放在功能位。

2. 使用 38mm 白贴,从第 1 跖趾关节处向前向内侧绕过跖趾底部,从第 1、第 2 趾中间绕出包裹第 1 趾,同时进行牵拉使第 1 趾内收和第 2 趾分离,止于第 1 趾关节内侧,如图 4-4A 所示。

3. 从第 1 趾关节外侧反向包绕 1 圈,促进更多的跖趾关节范围被包裹,同时有内收及促进跖屈的牵拉力,促进步态正常,如图 4-4B 所示。

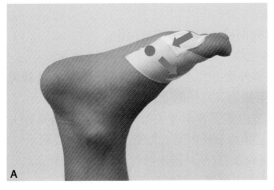
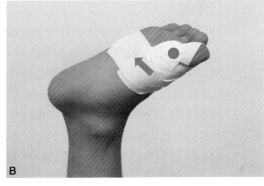

图 4-4 第 1 跖骨损伤包扎方法示意图
A. 第 1 条;B. 第 2 条

ER4-4A 第 1 跖骨损伤包扎方法第 1 条 　　　ER4-4B 第 1 跖骨损伤包扎方法第 2 条

五、膝关节前交叉韧带损伤

(一)病因

前交叉韧带损伤是比较严重的膝关节损伤,对患者的膝关节功能有很大的影响,不但影响体育运动,还可能影响日常活动。多见于一些膝关节扭转、半屈、急停、碰撞等动作较多的运动项目,如足球、滑雪、摔跤、柔道、体操、篮球等。前交叉韧带损伤既可单独发生,也可合并后交叉韧带、内侧副韧带和半月板损伤。

前交叉韧带平均长度约为 35~40mm,宽度约为 10mm,分为两束,即前内束和后外束。其主要功能是防止胫骨向前移位,同时又有防止膝关节过伸、过屈及防止膝内翻的作用。在膝关节伸屈的过程中,两束交叉扭转,增加了膝关节的稳定性。前交叉韧带损伤可分为部分断裂和完全断裂两种,损伤机制如下:

1. 膝内翻或外翻扭伤　膝关节近伸直位内旋、内收时,可损伤前交叉韧带的后外束;屈膝于 90°位外展、外旋时,可损伤前内束。如果暴力过大则两束同时断裂,即为完全断裂。在一般情况下,膝外翻扭伤时,膝的内侧副韧带应先断裂,后再损伤前交叉韧带。但少数情况下也会发生前交叉韧带断裂而内侧副韧带未受损伤,这一点必须引起注意。

2. 膝关节过伸损伤　此机制可单独损伤前交叉韧带,多由于膝关节突然过伸引起。但多数是先撕裂关节囊、损伤后交叉韧带,再撕裂前交叉韧带。

3. 膝关节屈曲位支撑　膝关节屈曲状态下,大腿前面受到外力的撞击,股骨髁向后错位,可使前交叉韧带单独受伤。该损伤动作经常见于足球运动员的训练或比赛中。

(二)症状、体征

1. 疼痛、肿胀、活动受限、打软腿、关节不稳。

2. 前抽屉试验阳性　这种试验不宜反复强行检查,尤其是伴有撕脱骨折片时,以免加重损伤。急性期由于疼痛性股四头肌痉挛,抽屉试验可能阴性,必要时需在麻醉下进一步确认。

(三)包扎方法(ER4-5)

1. 仰卧位屈膝 30°,主要防止胫骨相对股骨向前移动以及做旋前动作。

2. 使用 38mm 白贴,在膝关节上方及下方各包绕 1 圈确定范围,如图 4-5A 所示。

3. 从膝关节下方内侧斜拉 1 条胶布绕膝关节外侧下方至膝关节后外侧上方,再从膝关节下方后外侧斜拉 1 条胶布绕膝关节外侧上方至膝关节前外侧上方交叉,如图 4-5B 所示。

4. 从膝关节下方外侧斜拉 1 条胶布绕膝关节内侧下方至膝关节后内侧上方,再从膝关节下方后内侧斜拉 1 条胶布绕膝关节内侧上方至膝关节前内侧上方交叉,如图 4-5C 所示。

5. 分别从膝关节上方、下方一圈圈分层缠绕胶布,直至只露出髌骨,如图 4-5D 所示。

6. 为了不影响膝关节的灵活性,需要在膝关节先包裹一层底衬薄膜,然后进行包扎。

六、膝关节半月板损伤

(一)病因

半月板损伤是常见的膝关节运动损伤,可见于各类运动项目,尤其多见于篮球、排球、足球、体操、柔道、摔跤等。造成半月板损伤的力量可分为压迫、旋转、外展与内收、屈曲与伸直四种,损伤经常是其中一种或数种作用力复合作用的结果。损伤机制主要是间接暴力引起,也可以由于多年慢性劳损而导致半月板磨损、松动、变性等。

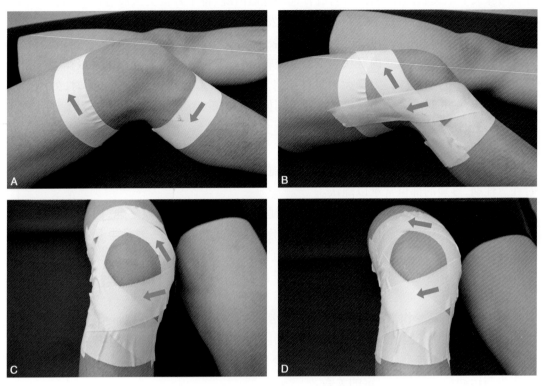

图 4-5 膝关节前交叉韧带损伤包扎方法示意图
A.第1条;B.第2条;C.第3条;D.第4条

ER4-5A 膝关节前交叉韧带损伤包扎方法第1条　ER4-5B 膝关节前交叉韧带损伤包扎方法第2条　ER4-5C 膝关节前交叉韧带损伤包扎方法第3条　ER4-5D 膝关节前交叉韧带损伤包扎方法第4条

在膝关节伸屈运动中,半月板与胫骨平台关系十分密切。当膝关节伸直时,半月板向前移动;屈曲时,半月板向后移动;膝关节旋转、内外翻时,半月板又和股骨髁一起活动,使半月板与胫骨平台骨面之间相互摩擦。因此,如果在膝关节伸屈过程中,同时进行膝的旋转、内外翻动作,则半月板本身就会发生不一致的多向活动,而容易造成损伤。

在体育训练中经常见到小腿固定,股骨在内、外旋或内、外翻位状态下,进行下肢的突然伸直或下蹲等动作。此时,半月板处于不协调的运动之中,如果半月板受到挤压而限制了活动范围,则容易造成撕裂。例如,篮球运动中的运动员争球、切入投篮等动作,在跳起或落地同时,往往伴有身体的旋转;或足球运动中追球疾跑转向或急停转身;或体操中的筋斗及各种下法落地时,由于重心不稳往往造成膝关节急剧左右晃动等,都会有膝关节屈伸、扭转而发生内、外侧半月板的损伤。

内侧半月板和外侧半月板的损伤机制略有不同。例如,当膝关节半屈和外旋位时,使半月板向膝关节中央后侧移动,此时若股骨远端骤然内旋,将半月板夹入股骨内髁和胫骨平台之间,在股骨髁的强力牵拉下,内侧半月板可发生破裂;当膝关节微屈或膝关节由屈曲位伸直时,股骨突然外旋,容易导致外侧半月板撕裂。

另外,膝关节在外翻或内翻状态下负重旋转时,亦可造成内侧或外侧半月板撕裂。如举重运动员由下蹲位起立时,为增大力量往往将双膝并拢,呈双膝外翻姿势。此时,外侧半月板受到挤压,站立时膝关节必须进行由屈位到伸位的负重运动,而且膝伸直过程又伴有轻度扭转,极易损伤外侧半月板。

（二）症状、体征

1. 疼痛　多在膝关节受伤时膝内有撕裂感,随即关节疼痛,疼痛以损伤侧最明显,但有时在急性期,疼痛的部位常难以确认。

如果单纯性半月板中部撕裂而未影响滑膜,损伤当时可无明显疼痛,而在以后运动量大或强度大时才出现疼痛症状。损伤后期,疼痛的出现恒定在一侧是半月板损伤的疼痛特点。

2. 压痛　压痛是常见症状、体征,可位于内侧关节间隙或膝眼部,与半月板损伤部位有关。

3. 关节肿胀　受伤早期产生急性创伤性滑膜炎,或合并关节囊、韧带损伤,可引起关节内积血而加重疼痛,行走时呈跛行步态,并有皮下瘀斑,抽出积血后可减轻疼痛。在慢性期因半月板的异常活动而刺激滑膜,常会出现少量积液,积液一般是黄色透明的黏稠液体,积液多少与运动量及强度有一定的关系。

4. 响声　膝关节活动时在损伤侧可听到清脆的响声,有时伴有疼痛,响声一般恒定在损伤的一侧。

5. 关节"交锁"　"交锁"是半月板损伤的典型特征。当走路或做某个动作时,突然卡住、膝不能伸屈,伴有剧烈疼痛,即是"交锁"。"交锁"是破裂的半月板突然移位,卡在股骨髁与胫骨平台间而引起的。待患膝缓慢自行活动,如外翻、回旋和伸屈运动后,使被嵌夹的破裂半月板移出股胫关节间隙,膝关节伸屈立即感觉轻松、滑利,即是"解锁"。半月板损伤的患者中约有 1/3 可出现此现象,是较重的损伤症状。活动中若反复出现"交锁"现象,会加重关节面的损伤,可并发创伤性关节炎。

6. 膝关节不稳感　在高低不平路面行走或上下台阶时,膝关节不稳;经常有滑落感或打软,以致行走时常需用手扶住患侧大腿或膝部。

（三）包扎方法（ER4-6）

1. 仰卧位屈膝 30°,主要防止胫骨相对股骨做旋前动作。

2. 使用 38mm 白贴,在膝关节上方及下方各包绕 1 圈确定范围,如图 4-6A 所示。

3. 从膝关节下方内侧斜拉 1 条胶布绕膝关节外侧下方至膝关节后外侧上方,如图 4-6B 所示。

4. 再从膝关节下方内侧斜拉 1 条胶布绕膝关节内侧上方至膝关节后外侧上方,如图 4-6C 所示。

5. 分别从膝关节上方、下方一圈圈分层缠绕胶布,直至只露出髌骨,如图 4-6D 所示。

6. 为了不影响膝关节的灵活性,需要在膝关节先包裹一层底衬薄膜,然后进行包扎。

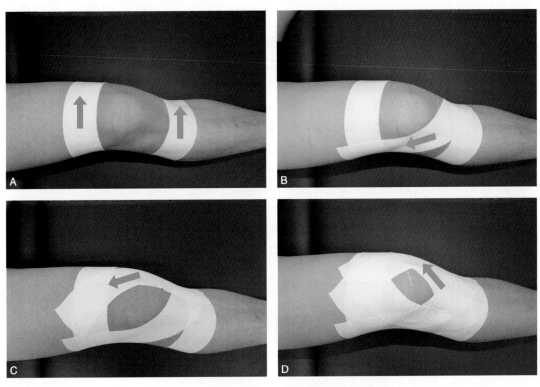

图 4-6 膝关节半月板损伤包扎方法示意图
A. 第 1 条；B. 第 2 条；C. 第 3 条；D. 第 4 条

ER4-6A 膝关节半月板损伤包扎方法第 1 条　ER4-6B 膝关节半月板损伤包扎方法第 2 条　ER4-6C 膝关节半月板损伤包扎方法第 3 条　ER4-6D 膝关节半月板损伤包扎方法第 4 条

七、膝关节内侧副韧带损伤

（一）病因

膝关节屈曲状态下，小腿突然外展外旋；或足及小腿固定，大腿突然内收内旋，都可导致内侧副韧带损伤。上述动作在踢足球、摔跤、跳箱时最常见。

例如，踢足球"对脚"、摔跤"钩绊"，或跳箱落地时双腿没有并拢而失去平衡，一侧小腿外旋外展位持重，或落地不稳而身体向对侧倾倒等动作，都可使膝关节发生扭转，引起内侧副韧带的损伤。此外，链球、铁饼身体旋转投掷等动作，也时常会发生同样的损伤。这类损伤部位多在韧带的股骨附着处，有时也可在韧带下部。

若扭转力量较小，则损伤只限于内侧副韧带本身，韧带内部纤维部分断裂，表面仍旧保存原有的连续性，为不完全断裂。

（二）症状、体征

1. 受伤时膝部内侧常突然剧痛，但又会立即减轻，运动员常常仍能继续运动或比赛；或者在裹扎绷带粘膏固定后，疼痛缓解而能继续运动，不过随后疼痛又逐渐加重。一般疼痛部位局限于膝关节内侧。韧带受伤处有压痛，尤以股骨上的韧带附着点明显。

2. 膝关节肿胀程度较轻，有时无肿胀。由于局部刺激，有时可引起半腱肌及半膜肌的保护性痉挛，致使膝关节保持在轻度屈曲位置，被动使之伸直有抵抗感。如果在损伤处注射普鲁卡因，则肌肉痉挛立即消除，膝亦可完全伸直。

3. 膝关节侧向试验阳性。膝关节伸直位，以一手抵于膝的外侧，另一手持小腿向外侧扳动时；或于膝屈曲 30°位使小腿外旋外展时，于韧带创伤处产生剧烈疼痛。

（三）包扎方法（ER4-7）

1. 仰卧位屈膝 30°，自然放松位。

2. 使用 38mm 白贴，在膝关节上方及下方各包绕 1 圈确定范围，如图 4-7A 所示。

3. 从膝关节内侧上下方直拉多条胶布固定膝关节内侧副韧带，如图 4-7B 所示。

4. 分别从膝关节上方、下方一圈圈分层缠绕胶布，直至髌骨上下缘，如图 4-7C 所示。

5. 为了不影响膝关节的灵活性，需要在膝关节先包裹一层底衬薄膜，然后进行包扎。

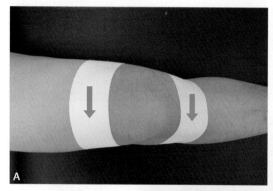 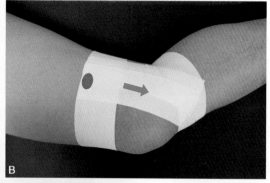

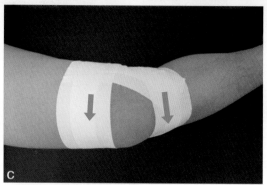

图 4-7　膝关节内侧副韧带损伤包扎方法示意图
A. 第 1 条；B. 第 2 条；C. 第 3 条

ER4-7A　膝关节内侧副韧带损伤包扎方法第 1 条　　ER4-7B　膝关节内侧副韧带损伤包扎方法第 2 条　　ER4-7C　膝关节内侧副韧带损伤包扎方法第 3 条

八、膝关节外侧副韧带损伤

（一）病因

膝外侧副韧带损伤较为少见,即使发生也远不如内侧副韧带损伤严重。因正常人下肢都有轻度膝外翻,且膝的外侧又有髂胫束、股二头肌及腘绳肌保护,加强了膝外侧副韧带的作用,因此不易损伤。美式足球等身体接触激烈的比赛或柔道、摔跤等搏斗的碾挫,从内侧被施以外力,出现"坐禅"式的跌倒时等直接外力或内翻样碾挫为其原因。

膝外侧副韧带呈条索状,膝关节屈曲位时处于较松弛的状态,所以下肢的扭转力量一般不会使其产生撕裂,而常常是由于小腿的突然内收而导致损伤。例如,足球运动员带球行进中,膝关节内侧突然受到直接的蹬踏,容易发生膝关节向外侧成角,导致外侧副韧带损伤。另外,当膝屈曲位时,如果小腿内旋内收的力量过大,有时也可以损伤外侧副韧带。

从上述的解剖特点可知,膝外侧韧带一旦发生严重损伤,就常常合并其他组织的损伤,如关节囊、髂胫束、腓肠肌的外侧部分,以及腘绳肌腱损伤,甚至引起腓总神经的损伤等。但是,由于外侧副韧带不与外侧半月板连接,所以即使损伤也很少合并半月板损伤。

（二）症状、体征

大多数病例都有膝内侧突然遭受外力的受伤史,伤后在膝关节的外侧有局限性疼痛及肿胀。如果损伤仅限于膝外侧副韧带,则无关节腔积液与肿胀;相反,如果同时损伤了关节囊或前交叉韧带,则有不同程度的关节积液。"盘膝"位将韧带拉紧,再沿韧带的走行方向检查,可以查出明显的压痛点。

（三）包扎方法（ER4-8）

1. 仰卧位屈膝30°,自然放松位。

2. 使用38mm白贴,在膝关节上方及下方各包绕1圈确定范围,如图4-8A所示。

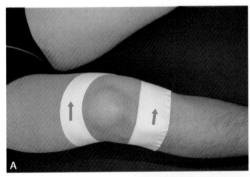
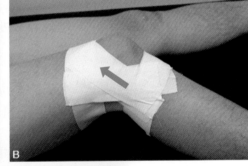
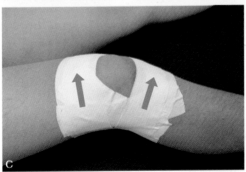

图4-8 膝关节外侧副韧带损伤包扎方法示意图
A. 第1条;B. 第2条;C. 第3条

ER4-8A　膝关节外侧副韧带损伤包扎方法第 1 条

ER4-8B　膝关节外侧副韧带损伤包扎方法第 2 条

ER4-8C　膝关节外侧副韧带损伤包扎方法第 3 条

3. 从膝关节外侧上下方交叉直拉多条胶布固定膝关节外侧副韧带,如图 4-8B 所示。

4. 分别从膝关节上方、下方一圈圈分层缠绕胶布,直至髌骨上下缘,如图 4-8C 所示。

5. 为了不影响膝关节的灵活性,需要在膝关节先包裹一层底衬薄膜,然后进行包扎。

九、肩关节半脱位

(一)病因

当肩关节处于极度外展、外旋位状态时,再受到使其后伸的外力作用,肩峰可形成一个支点顶于肱骨颈部,通过上肢的杠杆作用可造成肱骨头的前方全脱位或半脱位。

间接暴力是肩关节前脱位发生的主要原因。当肩关节处于外展、外旋位时,肩前下方关节囊就处于相对紧张状态,肱骨头顶于关节囊前下方,如果此时跌倒,手掌或肘部着地,上肢传导的暴力通过肱骨作用于前下方关节囊,当外力超过关节囊的强度时,肱骨头可冲破关节囊的束缚,发生常见的喙突下脱位。直接暴力是肩关节前脱位的次要原因,主要肩关节后方外力撞击肱骨头引起,使肱骨头冲破关节囊前方而脱出关节囊外。同样肩部肌肉突然强力收缩,如癫痫发作等情况下的上臂极度后伸,也会发生肩关节前脱位。

(二)症状、体征

肩关节半脱位时常造成关节囊及其韧带部分断裂,此时肩关节前方压痛,肩外展、外旋时疼痛明显。用力进行肩部外展、外旋,有时可有肩关节不稳感。X 线检查偶可见盂前喙撕脱骨折或肱骨头后外侧的骨折。

(三)包扎方法(ER4-9)

1. 患者坐位,保持臂外展 45°外旋 45°体位。

2. 使用 38mm 白贴,连续数条依次以三角肌后方为锚,往前方绕过肱骨头往下到腋窝,止于前锯肌后外侧,如图 4-9A 所示。

3. 从肩胛骨外侧缘沿肩峰到肩锁关节,再从前方包括整个关节盂到前锯肌后外侧,如图 4-9B~D 所示。

4. 为了避免肩关节灵活运动造成摩擦,必须在肩关节周围先包裹一层底衬薄膜,然后进行包扎。

十、肩锁关节损伤

(一)病因

肩锁关节脱位在体操、排球、足球、摔跤、自行车、跳伞、滑冰、跳高、柔道等项目多见。肩锁关节为半活动关节,由薄弱的关节囊包绕,关节囊增厚的部分形成肩锁韧带,后者起加强稳定关节的作用。肩锁关节由锁骨外端与肩峰内面构成,其间衬垫有纤维软骨盘,形状为盘形或半月形。三角肌和斜方肌的部分纤维附着于锁骨上部,以加强了肩锁关节的稳定性。

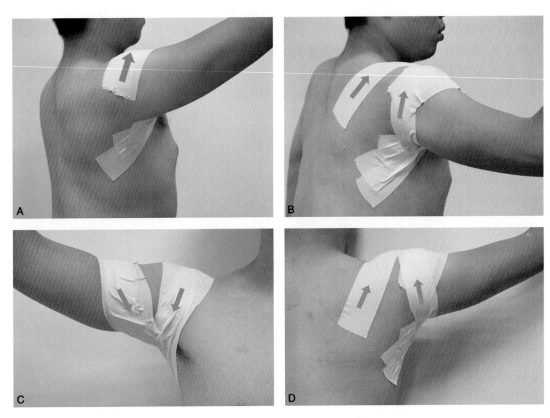

图 4-9　肩关节半脱位损伤包扎方法示意图
A. 第 1 条；B. 第 2 条；C. 第 3 条；D. 第 4 条

ER4-9A　肩关节半脱位损伤包扎方法第 1 条　　ER4-9B　肩关节半脱位损伤包扎方法第 2 条　　ER4-9C　肩关节半脱位损伤包扎方法第 3 条　　ER4-9D　肩关节半脱位损伤包扎方法第 4 条

　　肩锁关节损伤最常见的损伤机制是由患者侧位摔倒时，上臂内收位，肩部直接着地引起。暴力直接作用于肩峰或锁骨上，使肩胛骨向内下移动而引起肩锁、喙锁韧带断裂以及斜方肌和三角肌在肩峰和锁骨上的腱性附着部撕裂，而导致肩锁关节脱位。若患者跌倒时，肩部与肘部都处于屈曲位着地，关节盂与肩峰受到肱骨头的暴力传导，亦可使肩锁、喙锁韧带断裂，引起肩锁关节脱位。

　　（二）症状、体征

　　疼痛和压痛一般限于肩锁关节，无放射痛，或在肩外展大于 90° 时出现疼痛或疼痛加重，上臂越上举疼痛越严重，外展 120°～180° 时疼痛最明显。

　　肩锁关节损伤程度的类型不同，症状、体征也各有不同。

　　1. Ⅰ型轻度损伤　肩锁关节局部肿胀，关节的上方及前后侧均有压痛，但喙锁间隙无压痛，关节稳定、无松弛。

2. **Ⅱ型中度损伤**　肩锁关节疼痛、压痛和肿胀均明显,上肢各方向活动特别是做抗阻力活动时疼痛加重,喙锁间隙出现疼痛。在损伤早期,肿胀尚不严重时可发现锁骨远端高出肩峰水平,或锁骨远端在前后方向上的活动度增加。

3. **Ⅲ型重度损伤**　疼痛、压痛、肿胀及关节功能障碍严重,上臂的任何活动均可加重疼痛。患者伤侧肩部低于健侧,而伤侧锁骨远端却明显向上隆起,喙锁间隙有明显压痛,锁骨在前后方向上活动度增加。

（三）包扎方法（ER4-10）

1. 患者坐位,保持臂自然放松位。

2. 使用 38mm 白贴,1 条从胸前外侧纵向上行绕过肩锁关节往后止于肱三头肌中段,另 1 条沿胸大肌下束的方向 45°角斜上绕过三角肌止于肩胛冈下缘冈下肌处,如图 4-10A、B 所示。

3. 沿着冈上肌走向至上往下拉 1 条贴布跨过肩锁关节,将肩锁关节固定,如图 4-10C 所示。

4. 多条贴布按照第 1 步的方法贴扎包裹整个肩关节,如图 4-10D 所示。

5. 为了避免肩关节灵活运动造成摩擦,必须在肩关节周围先包裹一层底衬薄膜。

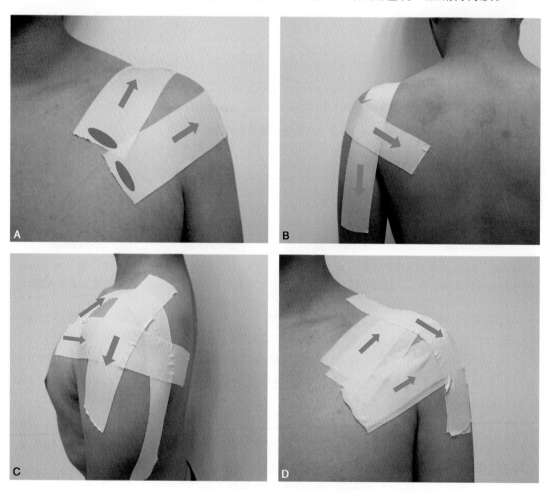

图 4-10　肩锁关节损伤包扎方法示意图
A. 第 1 条;B. 第 2 条;C. 第 3 条;D. 第 4 条

ER4-10A　肩锁关节损伤包扎方法第1条　　ER4-10B　肩锁关节损伤包扎方法第2条　　ER4-10C　肩锁关节损伤包扎方法第3条

十一、肘关节尺侧副韧带损伤

（一）病因

正常人当肘关节伸直、前臂处于旋后位时，上臂与前臂并不完全在一条直线上，而是前臂的远侧端偏向外侧（桡侧），上臂与前臂之间形成一向外开放的钝角，即所谓的提携角。由于提携角的存在，使得肘部尺侧韧带更容易发生过度牵拉而容易受伤。

尺侧副韧带最常见的损伤机制是长期积累的慢性损伤。在运动中任何使肘关节被动外翻、过伸，或前臂屈肌群的旋前圆肌突然主动收缩，外翻与外旋共同应力作用超过尺侧副韧带最大张力强度，均可造成尺侧副韧带的损伤。常见于标枪、体操、垒球及举重等运动项目。

如标枪运动员在投枪时，枪的反作用力迫使前臂突然外展而致伤。其中，反弓投枪姿势（上肢、躯干及下肢反屈呈弓形，肘臂尺侧面向前方）多伤及尺侧副韧带的前束，前束的损伤占尺侧副韧带损伤的93%；不正确的投枪姿势，如肘关节屈曲位出枪动作，多伤及其后束。垒球运动员在投球时前臂突然旋后，被动地牵扯内侧肌群，使尺侧副韧带受到过度牵拉而损伤。体操运动员做后手翻或摔倒撑地动作时，前臂旋后、肘关节于微屈曲位突然外展时，可发生内侧韧带的完全或部分断裂。

损伤时肌肉及韧带局部有充血、出血、肿胀，其周围组织呈反应性炎症。如果反复损伤，长时间韧带就会失去伸展性和弹性作用而变得松弛无力。有时受伤的韧带或关节囊，会出现钙化现象。

（二）症状、体征

肘关节尺侧明显压痛，被动肘外翻时尺侧疼痛加重。如出现以下症状和体征，多有相应合并症的发生。

1. 外翻试验阳性，外翻角度大于30°，提示尺侧副韧带断裂。

2. 疼痛剧烈，压痛明显，触到肌肉下凹，提示可能有肌肉断裂。

3. 肘关节尺侧皮下出血明显，可能并发撕脱骨折或前臂屈肌撕裂。

陈旧性尺侧肌肉韧带损伤时，常常肘内侧酸痛、伸肘无力，有时做动作有突然"肘软"现象。重复受伤动作则疼痛加重，运动员运动成绩下降或不能正确地完成肘部的动作。

（三）包扎方法（ER4-11）

1. 肘关节伸直。

2. 沿着肘关节上下分别包扎2条贴布确定范围，如图4-11A所示。

3. 沿着肘关节尺侧副韧带的方向多条胶布由下方尺骨中点处斜内上方固定至肱骨后内侧，如图4-11B所示。

4. 分别从肘关节上方、下方一圈圈分层缠绕胶布，直至只露出肘关节鹰嘴，如图4-11C所示。

5. 为了不影响肘关节的灵活性，需要肘关节先包裹一层底衬薄膜，然后进行包扎。

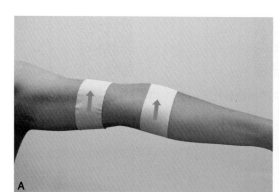
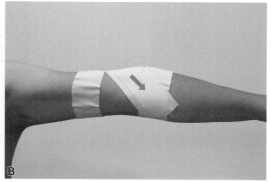
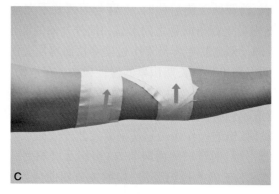

图 4-11　肘关节尺侧副韧带损伤包扎方法示意图
A. 第 1 条；B. 第 2 条；C. 第 3 条

ER4-11A　肘关节尺侧副韧带损伤包扎方法第 1 条　　ER4-11B　肘关节尺侧副韧带损伤包扎方法第 2 条　　ER4-11C　肘关节尺侧副韧带损伤包扎方法第 3 条

十二、肘关节滑膜炎

（一）病因

滑膜分布于人体全身所有关节中，是组成关节囊内层结构的主要部分，属于疏松结缔组织。关节腔内除关节软骨以外的所有结构，包括通过关节腔的肌腱、韧带等全部被滑膜所包裹。滑膜内含有丰富的血管，并能分泌滑液，起到调节关节内压、润滑关节的作用。各种急慢性关节损伤，均可导致滑膜炎症的发生。肘关节滑膜炎多为创伤性，常见于标枪、手榴弹、体操、举重、棒垒球、柔道等项目。

发生肘关节滑膜炎的原因可为急性损伤，也可为慢性劳损。

1. 急性损伤　关节猛烈扭转，或摔倒时肘伸直位撑地，投标枪或手榴弹时肘的鞭打动作、体操后手翻、鞍马上的直臂支撑、抓举时的突然锁肘动作等，均可能由于关节间的相互错动，而将部分嵌入的滑膜挤压致伤，产生局部滑膜炎。最常见的受伤部位是鹰嘴窝滑膜、鹰嘴内缘与滑车间的滑膜和肱桡关节间滑膜等。损伤导致滑膜发生充血、水肿、渗出增加及绒毛增生等病理改变。

2. 慢性劳损　长期、反复的关节间相互摩擦、挤压、碰撞等因素,可导致关节内发生退行性变、软骨磨损、碎屑脱落,或关节异常应力刺激滑膜造成滑膜充血、水肿、渗出、增生等病理改变,使关节内积液增多,肘关节活动受限,刺激滑膜造成早期骨关节炎。

(二)症状、体征

肘部疼痛,过伸或过屈时疼痛加重;关节肿胀,肱桡关节窝丰满膨隆,关节内有积液或积血,关节间隙压痛或肘关节挤压痛。肘关节挤压试验阳性,治疗师一手握患者伤肢前臂侧掰,加大关节间隙,另一手拇指触摸关节间隙向深处按压,同时再掰向反方向,使关节间隙靠拢挤压,若出现尖锐刺痛则为阳性。

(三)包扎方法(ER4-12)

1. 肘关节伸直。

2. 沿着肘关节上下分别包扎 2 条贴布确定范围,如图 4-12A 所示。

3. 从肘关节桡侧下方拉 1 条胶布往内上方走行,止于肘关节肱骨内上方,如图 4-12B 所示。

4. 从肘关节尺侧下方拉 1 条胶布往外上方走行,止于肘关节肱骨外上方,如图 4-12C 所示。

5. 分别从肘关节上方、下方一圈圈分层缠绕胶布,直至只露出肘关节鹰嘴,如图 4-12D 所示。

6. 为了不影响肘关节的灵活性,需要肘关节先包裹一层底衬薄膜,然后进行包扎。

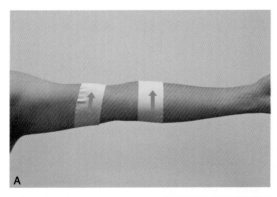
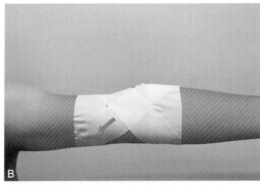
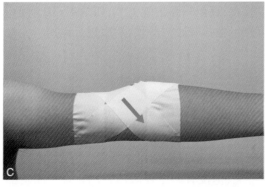
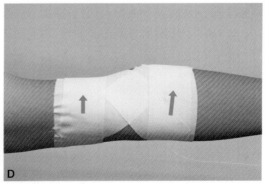

图 4-12　肘关节滑膜炎包扎方法示意图
A. 第 1 条;B. 第 2 条;C. 第 3 条;D. 第 4 条

ER4-12A　肘关节滑膜炎包扎方
法第1条

ER4-12B　肘关节滑膜炎包扎方
法第2条

ER4-12C　肘关节滑膜炎包扎方
法第3条

十三、腕关节损伤

（一）病因

手具有抓、捏、握、扔、按、拉等作用,手的骨骼包含8块腕骨、5块掌骨、14块指骨,并由腕关节、腕掌关节、掌指关节、指间关节等组成。另外,手也有适于抓握活动的纵、横两个弓,腕关节活动包括掌屈、背伸、桡偏、尺偏。腕掌关节的2~5指仅起到腕关节的辅助作用,拇指进行桡侧外展、尺侧内收和掌侧外旋、内旋活动;掌指关节的活动使2~5指进行屈曲、伸展、外展、内收活动;拇指进行屈曲、伸展活动;指间关节进行屈曲、伸展活动,这些活动的协同作用复杂而合理。

腕部长期过度负荷的运动项目,如运动员双杠上失误时腕突然极度背伸撑杠,或举重抓举翻腕锁杠用力过猛而腕突然背伸,使第2、3掌骨基底与相对应的小多角骨、头状骨突然撞击,引起掌腕关节损伤增生而发病;或体操、举重等项目长期进行腕关节过度背伸、承重,使第2、3掌腕关节经常遭受撞击、挤压,日久可以引起关节软骨的慢性损伤、滑膜发炎和骨质增生等病理变化。

另外,由于桡侧腕长短伸肌分别止于第2、3掌骨基底背侧,长期反复抗阻伸腕动作,容易使牵拉腱的止点发生末端病的变化。如举重的提杠翻腕、击剑的反手对剑等动作,都使桡侧腕伸肌腱止点承受很大的牵扯力,长期可引起第2、3掌骨基底背侧腱止装置末端病变,即骨化增生,继而导致相对应的腕骨增生。

（二）症状、体征

腕背侧疼痛,局部压痛,腕背伸或用力时疼痛加重,腕关节无力。

（三）包扎方法（ER4-13）

1. 腕轻度背伸位或于疼痛产生之前的背伸位。
2. 沿着掌骨以及桡尺骨各绕1条胶布确定包扎范围,如图4-13A所示。
3. 从掌骨中间拉1条胶布往下至腕关节下方胶布处,如图4-13B所示。
4. 多条胶布重复往下至腕关节下方胶布处,如图4-13C所示。
5. 分别从腕关节上方、下方一圈圈分层缠绕胶布,直至只露出腕关节,如图4-13D所示。
6. 为了不影响肘关节的灵活性,需要肘关节先包裹一层底衬薄膜,然后进行包扎。

十四、腕三角纤维软骨盘损伤

（一）病因

三角纤维软骨复合体(triangular fibrocartilage complex,TFCC)是指腕关节尺侧的一组重要结构,包括关节盘、半月板同系物、掌侧和背侧远尺桡韧带、尺侧伸腕肌腱鞘深层、尺侧关节囊、尺月韧带和尺三角韧带。掌侧和背侧远尺桡韧带包括浅层和深层纤维,两层纤维在桡骨附着处汇合。浅层部分包绕关节盘,止于尺骨茎突,但没有一个界限清楚的止点。深层部分的掌侧和背侧纤维在近止点附近汇聚相互交错形成一个联合腱,止于尺骨茎突基底凹陷部位,此处也是尺头韧带的尺骨附着点。这一组复合结构在解剖上融合,但功能不同。TF-

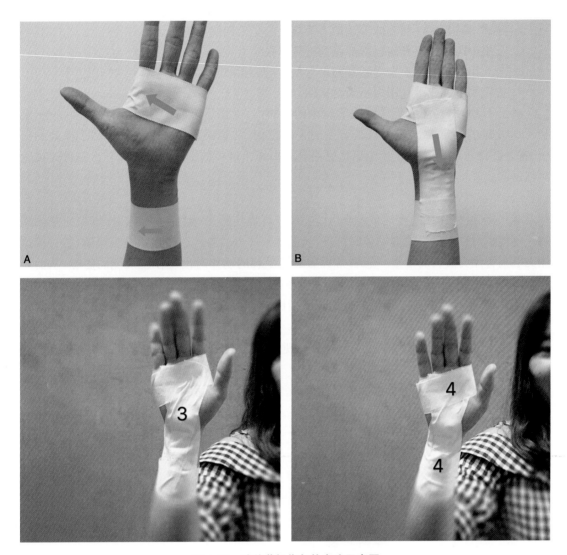

图 4-13 腕关节损伤包扎方法示意图
A. 第 1 条；B. 第 2 条；C. 第 3 条；D. 第 4 条

ER4-13A 腕关节损伤包扎方法
第 1 条

ER4-13B 腕关节损伤包扎方法
第 2 条

ER4-13C 腕关节损伤包扎方法
第 3 条

CC 的主要功能有：①桡骨远端关节面的尺侧延伸,覆盖尺骨头；②传导尺腕关节间的轴向应力,吸收部分负荷；③形成桡骨、尺骨远端牢固的弹性连接,提供旋转稳定性；④对腕关节尺侧部提供支撑。TFCC 复杂的解剖和多重的功能,使其易于遭受外伤和出现退变。TFCC 损伤可在摔倒手撑地时发生,此时腕关节在伸腕、旋前的位置受到轴向应力。其他损伤机制包括较大的旋转暴力或牵张暴力造成损伤。

常见致伤原因包括：

1. 网球、高尔夫球、羽毛球等运动者手腕尺侧受力和快速扭转活动。

2. 车祸中司机手握方向盘腕部受到旋转牵张暴力。

3. 与人扭打过程中手腕受到暴力。

4. 提重物不慎或手腕用力不当时扭伤。

由于 TFCC 结构深藏于尺腕关节较小的空间内，受伤后当时的疼痛和肿胀症状不一定会特别明显，患者通常误认为只是普通的手腕扭伤，常延误就诊和治疗。摔倒手撑地的损伤，常合并桡骨远端骨折等其他症状更明显的损伤，TFCC 的损伤也容易在初次就诊时被忽略或遗漏。

（二）症状、体征

腕尺侧弥漫、深在的疼痛或酸胀不适，有时有烧灼感，一般向背侧放射，很少向掌侧放射。疼痛也可以在用力抓握物体时诱发，从而导致握力减弱。这些症状在腕尺偏、腕过伸位用力和前臂用力旋转时加重。患者常诉做旋转手腕的动作时出现手腕尺侧的疼痛，从而难以完成拧毛巾、开车和使用勺子等动作。很多患者会出现用力撑床或撑椅子扶手起立时手腕尺侧疼痛，但该症状并不是特异性的诊断指标。

（三）包扎方法（ER4-14）

1. 腕轻度桡侧屈曲位，在腕关节尺偏感觉疼痛时，在腕关节桡侧实行胶布固定以限制于疼痛出现之前。

2. 沿着桡尺骨绕 1 条胶布确定包扎范围，如图 4-14A 所示。

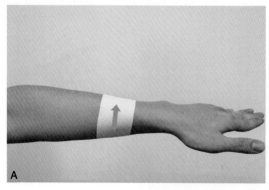
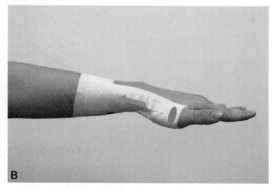
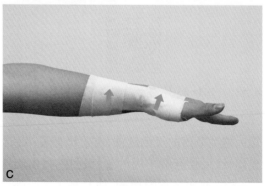

图 4-14　腕三角纤维软骨盘损伤包扎方法示意图
A. 第 1 条；B. 第 2 条；C. 第 3 条

3. 从第1掌骨远端拉1条胶布往下至腕关节下方胶布处,如图4-14B所示。

4. 多条胶布重复往下至腕关节下方胶布处。

5. 分别掌骨侧绕多条胶布固定远端,桡尺骨处绕多条胶布固定近端,直至露出腕关节,如图4-14C所示。

6. 为了不影响肘关节的灵活性,需要肘关节先包裹一层底衬薄膜,然后进行包扎。

ER4-14A 腕三角纤维软骨盘损伤包扎方法第1条　　ER4-14B 腕三角纤维软骨盘损伤包扎方法第2条　　ER4-14C 腕三角纤维软骨盘损伤包扎方法第3条

(鲍捷　马燕红　张少华　李天骄)

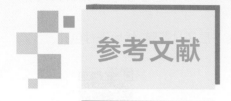

参考文献

［1］陈文华,余波.软组织贴扎技术基础与实践［M］.上海:上海科学技术出版社,2017.

［2］王滢瑄,程琡敏,陈若佟,等.贴扎治疗对肌筋膜疼痛症候群的疗效［J］.台湾复健医学杂志,2008,36
（3）:145-150.

［3］游丽君.大专排球运动员使用肌内效贴扎对急性肌肉疲劳和本体感觉的效益［D］.台北:体育学院运动
伤害防护研究所硕士论文,2005.

［4］李元渊,陈慈吟,张晓昀.肌内效贴布与传统运动贴布对于功能性运动表现测试的影响［J］.华人运动生
物力学期刊,2012,10（7）:122-125.

［5］李世明,吴鸿文,张怡雯.肌内效贴扎对髌股骨疼痛症候群肌电特性之影响［J］.大专体育学刊,2013,15
（4）:506-515.

［6］张博涵,翁梓林,林罣君.不同膝关节贴扎类型对急停动作稳定性之影响［J］.大专体育学刊,2013,15
（3）:374-382.

［7］Keil A. Strap taping for sports and rehabilitation［M］. Champaign:Human Kinetics,2012.

［8］Briem K,Eythörsdöttir H,Magnúsdóttir RG,et al. Effects of kinesio tape compared with nonelastic sports tape
and the untaped ankle during a sudden inversion perturbation in male athletes［J］. Journal Orthopedic of Sports
Physical Therapy,2011,41（5）:328-335.

［9］Chang HY,Wei SH,Jong YJ,et al. The effect of lower-extremity lymphedema with kinesio taping［R］. Formo-
san J of Physical Therapy,2005,30:103.

［10］Chang YM,Lin HZ,Shih YZ. Effects of kinesio taping on pain relief in shoulder impingement syndrome:a sys-
tematic review［R］. Formosan J of Physical Therapy, 2016,41（2）:142.

［11］Firer P. Effectiveness of taping for the prevention of ankle ligament sprains［J］. British Journal of Sports Med-
icine,1990,24:47-50.

［12］García-Muro F,Rodríguez-Fernández ÁL,Herrero-de-Lucas Á. Treatment of myofascial pain in the shoulder
with kinesio taping:a case report［J］. Manual Therapy,2010,15:292-295.

［13］Karlsson J,Swärd L,Andréasson GO. The effect of taping on ankle stability. Practical implications［J］. Sports
Medicine,1993,16（3）:210-215.

［14］Kase K,Hashimoto T,Okane T. Kinesio perfect taping manual［M］. Tokyo:Kinesio Taping Association,1996.

［15］Kase K,Wallis J,Kase T. Clinical Therapeutic Applications of the KINESIO Taping Method［M］. Tokyo:Ki-
nesio Taping Association,2003.

［16］Lin JJ,Hung CJ,Yang PL. The effects of scapular taping on electromyographic muscle activity and propriocep-
tion feedback in healthy shoulders［J］. Journal of Orthopedic Research,2011,29:53-57.

［17］ Maria C,Mark Brown. Therapeutic taping for musculoskeletal conditions［M］. Canberra：Elsevier,2010.

［18］ McConnell R. Pocketbook of taping techniques［M］. Canberra：Elsevier,2010.

［19］ Merino R,Mayorga D,Fernandez E,et al. Effect of kinesio taping on hip and lower trunk range of motion in triathletes：a pilot study［J］. Journal of Sports Health Research,2010,2：109-118.

［20］ Morrissey D. Proprioceptive shoulder taping［J］. Journal of Bodywork and Movement Therapies,2000,4（3）：189-194.

［21］ Morrissey D. Unloading and proprioceptive taping［M］∥Chaitow L. Positional Release Techniques. 3rd ed. New York：Churchill Livingstone,2007.

［22］ Robbins S,Waked E,Rappel R. Ankle taping improves proprioception before and after exercise in young men ［J］. British Journal of Sports Medicine,1995,29：242-247.

［23］ Wen YK,Lin KT,Chen WY,et al. Effect of patellar taping in patients with patellofemoral pain syndrome：systematic review and meta-analysis［J］. Formosan J of Physical Therapy,2008,33（1）：14-23.

［24］ Yang YL,Wang CY,Chao WC,et al. Effect of kinesio taping on balance in individuals with ankle sprain［J］. Formosan J of Physical Therapy,2013,38（2）：137-143.

［25］ 余波,祁奇,陈文华,等. 不同贴扎方式肌内效贴的回缩力特征及其改变皮下间隙的临床研究［J］. 中国康复医学杂志,2016,31（3）：296-300.

［26］ 张晓昀,李元渊,张耘齐. 肌内效贴扎在生物力学及运动表现之系统性回顾. 华人运动生物力学期刊 ［J］,2012,10（6）：1-8.

［27］ Aguilar-Ferrándiz ME,Moreno-Lorenzo C,Matarán-Peñarrocha GA,et al. Effect of a mixed kinesio taping-compression technique on quality of life and clinical and gait parameters in postmenopausal women with chronic venous insufficiency：double-blinded,randomized controlled trial［J］. Arch Phys Med Rehabil,2014,95 （7）：1229-1239.

［28］ Anandkumar S,Sudarshan S,Nagpal P,et al. Efficacy of kinesio taping on isokinetic quadriceps torque in knee osteoarthritis：a double blinded randomized controlled study［J］. Physiother Theory Pract,2014,30（6）：375-383.

［29］ Cho HY,Kim EH,Kim J,et al. Kinesio taping improves pain,range of motion,and proprioception in older patients with knee osteoarthritis：a randomized controlled trial［J］. Am J Phys Med Rehabil,2015,94（3）：192-200.

［30］ Findley T,Schlep R. Fascia research-Basic science and implications for conventional and complementary health care［M］. Munich：Elsevier Urban & Fischer,2007.

［31］ Kase K,Wallis J. The latest Kinesio taping method［M］. Tokyo：Ski-Journal,2002.

［32］ Luque-Suarez A,Navarro-Ledesma S,Petocz P,et al. Short term effects of kinesiotaping on acromiohumeral distance in asymptomatic subjects：a randomised controlled trial［J］. Man Ther,2013,18（6）：573-577.

［33］ Moseley GL,Zalucki NM,Wiech K. Tactile discrimination,but not tactile stimulation alone,reduces chronic limb pain［J］. Pain,2008,137（3）：600-608.

［34］ Pamuk U,Yucesoy CA. MRI analyses show that kinesio taping affects much more than just the targeted superficial tissues and causes heterogeneous deformations within the whole limb［J］. J Biomech,2015,48（16）：4262-4270.

［35］ Parreira Pdo C,Costa Lda C,Takahashi R,et al. Kinesio taping to generate skin convolutions is not better than sham taping for people with chronic non-specific low back pain：a randomised trial［J］. J Physiother,2014,60（2）：90-96.

［36］ Pelosin E,Avanzino L,Marchese R,et al. kinesiotaping reduces pain and modulates sensory function in patients with focal dystonia：a randomized crossover pilot study［J］. Neurorehabil Neural Repair,2013,27（8）：722-731.

［37］ Schleip R. Fascial plasticity-a new neurobiological explanation Part 1［J］. Journal of Bodywork & Movement Therapies,2003,7(1):11-19.

［38］ Schleip R. Fascial plasticity-a new neurobiological explanation Part 2［J］. Journal of Bodywork & Movement Therapies,2003,7(2):104-116.

［39］ Schleip R,Jäger H,Klingler W. What is 'fascia'? A review of different nomenclatures［J］. J Bodyw Mov Ther,2012,16(4):496-502.

［40］ Vercelli S,Sartorio F,Foti C,et al. Immediate effects of kinesiotaping on quadriceps muscle strength:a single-blind,placebo-controlled crossover trial［J］. Clin J Sport Med,2012,22(4):319-326.

［41］ Ackermann B,Adams R,Marshall E. The effect of scapula taping on electromyographic activity and musical performance in professional violinists［J］. Australian Journal of Physiotherapy,2002,48:197-204.

［42］ Alexander CM,McMullan M,Harrison PJ. What is the effect of taping along or across a muscle on motoneurone excitability? A study using triceps surae［J］. Manual Therapy,2008,13(1):57-62.

［43］ Alexander CM,Stynes S,Thomas A,et al. Does tape facilitate or inhibit the lower trapezius［J］? Manual Therapy,2003,8(1):37-41.

［44］ Dye S. The knee as a biologic transmission with an envelope of function:a theory［J］. Clinical Orthopaedics,1996,325:10-18.

［45］ Dye S,Vaupel G,Dye C. Conscious neurosensory mapping of the internal structures of the human knee without intra-articular anaesthesia［J］. American Journal of Sports Medicine,1998,26(6):1-5.

［46］ Gresalmer R,McConnell J. The patella:a team approach［M］. Gaithersburg:Aspen,1998.

［47］ Janwantankul P,Gaogasigam C. Vastus lateralis and vastus medialis obliquus muscle activity during the application of inhibition and facilitation taping techniques［J］. Clinical Rehabilitation,2005,19:12-19.

［48］ Jerosch J,Thorwesten L,Bork H. Is prophylactic bracing of the ankle cost effective［J］? Orthopedics,1996,19(5):405-414.

［49］ MacGregor K,Gerlach S,Mellor S,et al. Cutaneus stimulation from patella tape causes a differential increase in vasti muscle activity in people with patellofemoral pain［J］. Journal of Orthopedic Research,2005,23:351-358.

［50］ McConnell J. A novel approach to pain relief pre-therapeutic exercise［J］. Journal of Science Medicine and Sport,2000,3(3):325-334.

［51］ McConnell J. Recalcitrant chronic low back and leg pain-a new theory and different approach to management［J］. Manual Therapy,2002,7(4):183-192.

［52］ McConnell R. Pocketbook of taping techniques［M］. Canberra:Elsevier,2010.

［53］ Morin GE,Tiberio D,Austin G. The effect of upper trapezius taping on electromyographic activity in the upper and middle trapezius region［J］. Journal of Sport Rehabilitation,1997,6:309-318.

［54］ Olausson H,Wessberg J,Kakuda N. Tactile directional sensibility:peripheral neural mechanisms in man［J］. Brain Research,2000,866(1-2):178-187.

［55］ Panjabi M. The stabilising system of the spine. Part Ⅱ. Neutral zone and instability hypothesis［J］. Journal of Spinal Disorders,1992,5(4):390-397.

［56］ Tobin S,Robinson G. The effect of vastus lateralis inhibition taping technique on vastus lateralis and vastus medialis obliquus activity［J］. Physiotherapy,2000,86(4):173-183.

［57］ Verhagen EA,van Mechelen W,de Vente W. The effect of preventive measures on the incidence of ankle sprains［J］. Clinical Journal of Sport Medicine,2000,10(4):291-296.

［58］ Zanella PW,Willey SM,Seibel SL,et al. The effect of scapular taping on shoulder repositioning［J］. Journal of Sport Rehabilitation,2001,10(2):113-123.

获取图书配套增值内容步骤说明

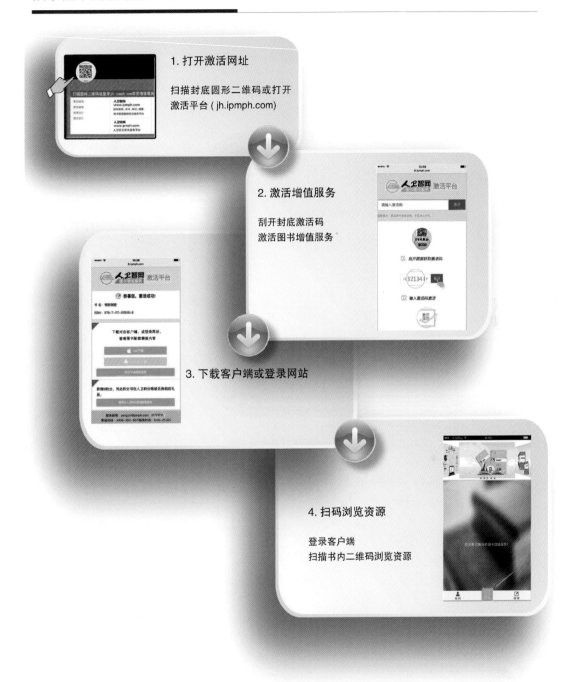

1. 打开激活网址

   扫描封底圆形二维码或打开
   激活平台 (jh.ipmph.com)

2. 激活增值服务

   刮开封底激活码
   激活图书增值服务

3. 下载客户端或登录网站

4. 扫码浏览资源

   登录客户端
   扫描书内二维码浏览资源